中医四部经典 大字版

（第二版）

温病条辨

清·吴瑭◎著

中国医药科技出版社

内 容 提 要

《温病条辨》，清代吴瑭著，为温病通论著作。吴氏参考仲景、刘河间、吴又可、叶天士等人之说，创三焦辨证学说，并创制与化裁了许多方剂，其中银翘散、桑菊饮、清宫汤、连梅汤等均为后世常用的名方。该书效仿张仲景《伤寒论》的做法，以条文分证，使读者便于记诵。条文后又自加分注，使读者一目了然，便于理解。本书可作为中医院校师生及临床工作者必备的中医经典书籍。书中不做繁琐考证，不做白话译注，对全文采用大字排版，对具体方药用小字排版，使版面层次清晰，便于读者诵读。

图书在版编目（CIP）数据

温病条辨 /（清）吴瑭著 . —2 版 . —北京：中国医药科技出版社，2017.9
（中医四部经典大字版）
ISBN 978-7-5067-9445-9

Ⅰ.①温… Ⅱ.①吴… Ⅲ.①《温病条辨》 Ⅳ.① R254.2

中国版本图书馆 CIP 数据核字（2017）第 180875 号

美术编辑　陈君杞
版式设计　锋尚设计

出版　中国医药科技出版社
地址　北京市海淀区文慧园北路甲 22 号
邮编　100082
电话　发行：010-62227427　邮购：010-62236938
网址　www.cmstp.com
规格　787×1092mm $\frac{1}{16}$
印张　7
字数　78 千字
初版　2013 年 3 月第 1 版
版次　2017 年 9 月第 2 版
印次　2023 年 4 月第 2 次印刷
印刷　三河市百盛印装有限公司
经销　全国各地新华书店
书号　ISBN 978-7-5067-9445-9
定价　20.00 元

目录

上焦篇

温病条辨

中医四部经典大字版（第二版）

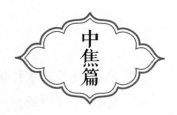

中焦篇

一 温病条辨 一

中医四部经典大字版（第二版）

秋　燥 ………………………………………………… 073

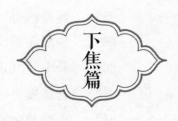

下焦篇

上焦篇

风温　温热　温疫　温毒　冬温

温病者，有风温，有温热，有温疫，有温毒，有暑温，有湿温，有秋燥，有冬温，有温疟。（1）

凡病温者，始于上焦，在手太阴。（2）

太阴之为病，脉不缓不紧而动数，或两寸独大，尺肤热，头痛，微恶风寒，身热自汗，口渴，或不渴而咳，午后热甚者，名曰温病。（3）

太阴风温、温热、温疫、冬温，初起恶风寒者，桂枝汤主之。但热不恶寒而渴者，辛凉平剂银翘散主之。温毒、暑温、湿温、温疟，不在此例。（4）

桂枝汤方

桂枝六钱　　　　芍药三钱，炒　　炙甘草二钱　　　生姜三片

大枣二枚，去核

　　煎法、服法必如《伤寒论》原文而后可。不然，不惟失桂枝汤之妙，反生他变，病必不除。

辛凉平剂银翘散方

连翘一两　　　　银花一两　　　苦桔梗六钱　　　薄荷六钱

竹叶四钱　　　　生甘草五钱　　芥穗四钱　　　　淡豆豉五钱

牛蒡子六钱

　　上杵为散，每服六钱，鲜苇根汤煎。香气大出，即取服，勿过煮。肺药取轻清，过煮则味厚而入中焦矣。病重者，约二时一服，日三服，夜一服；轻者，三时一服，日二服，夜一服；病不解者，作再服。盖肺位最高，药过重则过病所，少用又有病重药轻之患，故从普济消毒饮时时轻扬法。今人亦间有用辛凉法者，多不见效，盖病重药轻之故，一不见效，遂改弦易辙，转去转远，即不更张，缓缓延至数日后，必成中下焦证矣。胸膈闷者，加藿香三钱、郁金三钱，护膻中。渴甚者，加花粉。项肿咽痛者，加马勃、元参。衄者，去芥穗、豆豉，加白茅根三钱、侧柏炭三钱、栀子炭三钱。咳者，加杏仁利肺气。二三日病犹在，肺热渐入里，加细生地、麦冬保津液；再不解或小便短者，加知母、黄芩、栀子之苦寒，与麦地之甘寒，合化阴气，而治热淫所胜。

［方论］

　　按：温病忌汗，汗之不惟不解，反生他患。盖病在手经，徒伤足太阳无益；病自口鼻吸受而生，徒发其表，亦无益也。且汗为心液，心阳受伤，必有神明内乱、谵语癫狂、内闭外脱之变，再误汗，虽曰伤阳，汗乃五液之一，未始不伤阴也。《伤寒论》曰：尺脉微者，为里虚，禁汗。其义可见。其曰伤阳者，特举其伤之重者而言之耳。温病最善伤阴，用药又复伤阴，岂非为贼立帜乎？此古来用伤寒法治温病之大错也，至若吴又可开首立一达原饮，其意以为直透膜原，使邪速溃。其方施于藜藿壮实人之温疫病，容有愈者，芳香辟秽之功也。若施于膏粱纨绔及不甚壮实人，未有不败者。盖其方中首用槟榔、草果、厚朴为君。夫槟榔，子之坚者也，诸子皆降，槟榔苦辛而温，体重而坚，由中走下，直达肛门，中下焦药也。草果亦子也，其气臭烈大热，其味苦，太阴脾经之劫药也。厚朴苦温，亦中焦药也。岂有上焦温病，首用中下焦苦温雄烈劫夺之品，先劫少阴津液之理？知母、黄芩亦皆中焦苦燥里药，岂可用乎？况又有温邪游溢三阳之说，而有三阳经之羌活、葛根、柴胡加法，是仍以伤寒之法杂之，全不知温病治法。后人止谓其不分三焦，犹浅说也。其三消饮加入大黄、芒硝，惟邪入阳明，气体稍壮者，幸得以下而解，或战汗而解，然往往成弱证，虚甚者则死矣。况邪有在卫者、在胸中者、在营者、入血者，妄用下法，其害可胜言耶？岂视人与铁石一般，并非气血生成者哉？究其始意，原以矫世医以伤寒法治病温之弊，颇能正陶氏之失，奈学未精纯，未足为法。至喻氏、张氏多以伤寒三阴经法治温病，其说亦非。以世医从之者少，而宗又可者多，故不深辩耳。本方谨遵《内经》"风淫于内，治以辛凉，佐以苦甘；热淫于内，治以咸寒，佐以甘苦"之训，又宗喻嘉言芳香逐秽之说，用东垣清心凉膈散，辛凉苦甘。病初起，且去入里之黄芩，勿犯中焦，加银花辛凉，芥穗芳香，散热解毒，牛蒡子辛平润肺，解热散结，除风利咽，皆手太阴药也。合而论之，经谓冬不藏精，春必病温，又谓藏于精者，春不病温，又谓病温虚甚死。可见病温者，精气先虚。此方之妙，预护其虚，纯然清肃上焦，不犯中下，无开门揖盗之弊，有轻以去实之能。用之得法，自然奏效。此叶氏立法，所以迥出诸家也。

太阴温病，恶风寒，服桂枝汤已，恶寒解，余病不解者，银翘散主之。余证悉减者，减其制。（5）

太阴风温，但咳，身不甚热，微渴者，辛凉轻剂桑菊饮主之。（6）

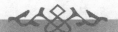

辛凉轻剂桑菊饮方

杏仁二钱　　　　连翘一钱五分　　　薄荷八分　　　　桑叶二钱五分
菊花一钱　　　　苦桔梗二钱　　　　生甘草八分　　　苇根二钱

水二杯，煮取一杯，日二服。二三日不解，气粗似喘，燥在气分者，加石膏、知母；舌绛，暮热甚燥，邪初入营，加元参二钱、犀角一钱；在血分者，去薄荷、苇根，加麦冬、细生地、玉竹、丹皮各二钱；肺热甚者，加黄芩；渴者，加花粉。

［方论］

此辛甘化风，辛凉微苦之方也。盖肺为清虚之脏，微苦则降，辛凉则平，立此方所以避辛温也。今世佥用杏苏散通治四时咳嗽，不知杏苏散辛温，只宜风寒，不宜风温，且有不分表里之弊。此方独取桑叶、菊花者，桑得箕星之精，箕好风，风气通于肝，故桑叶善平肝风。春乃肝令而主风，木旺金衰之候，故抑其有余。桑叶芳香，有细毛，横纹最多，故亦走肺络而宣肺气。菊花晚成，芳香味甘，能补金水二脏，故用之以补其不足。风温咳嗽，虽系小病，常见误用辛温重剂，销烁肺液，致久嗽成劳者，不一而足。圣人不忽于细，必谨于微，医者于此等处，尤当加意也。

太阴温病，脉浮洪，舌黄，渴甚，大汗，面赤，恶热者，辛凉重剂白虎汤主之。（7）

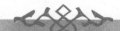

辛凉重剂白虎汤方

生石膏一两，研　　　知母五钱　　　生甘草三钱　　　白粳米一合
水八杯，煮取三杯，分温三服。病退减后服，不知再作服。

[方论]

义见法下，不再立论，下仿此。

太阴温病，脉浮大而芤，汗大出，微喘，甚至鼻孔扇者，白虎加人参汤主之。脉若散大者，急用之，倍人参。（8）

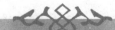

白虎加人参汤方

即于前方内，加人参三钱。

白虎本为达热出表，若其人脉浮弦而细者，不可与也。脉沉者，不可与也；不渴者，不可与也；汗不出者，不可与也。常须识此，勿令误也。（9）

太阴温病，气血两燔者，玉女煎去牛膝加元参主之。（10）

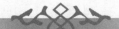

玉女煎去牛膝熟地加细生地元参方辛凉合甘寒法

生石膏一两　　　知母四钱　　　元参四钱　　　细生地六钱

麦冬六钱

水八杯，煮取三杯，分二次服，渣再煮一钟服。

太阴温病，血从上溢者，犀角地黄汤合银翘散主之。有中焦病者，以中焦法治之。若吐粉红血水者，死不治。血从上溢，脉七八至以上，面反黑者，死不治。可用清络育阴法。（11）

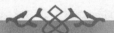

犀角地黄汤方见下焦篇

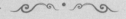

银翘散方见前

已用过表药者，去豆豉、芥穗、薄荷。

太阴温病，口渴甚者，雪梨浆沃之。吐白沫黏滞不快者，五汁饮沃之。（12）

此皆甘寒救液法也。

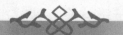

雪梨浆方甘冷法

以甜水梨大者一枚，薄切，新汲凉水内浸半日，时时频服。

温病条辨

中医四部经典大字版（第二版）

五汁饮方 甘寒法

梨汁　　荸荠汁　　鲜苇根汁　　麦冬汁　　藕汁 或用蔗浆

临时斟酌多少，和匀凉服。不甚喜凉者，重汤炖，温服。

太阴病，得之二三日，舌微黄，寸脉盛，心烦懊恢，起卧不安，欲呕不得呕，无中焦证，栀子豉汤主之。（13）

栀子豉汤方 酸苦法

栀子五枚，捣碎　　香豆豉六钱

水四杯，先煮栀子数沸，后纳香豉，煮取二杯，先温服一杯，得吐止后服。

太阴病，得之二三日，心烦不安，痰涎壅盛，胸中痞塞，欲呕者，无中焦证，瓜蒂散主之。虚者加参芦。（14）

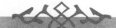

瓜蒂散方 酸苦法

甜瓜蒂一钱　　赤小豆二钱，研　　山栀子二钱

水二杯，煮取一杯，先服半杯，得吐止后服，不吐再服。虚者，加人参芦一钱五分。

太阴温病，寸脉大，舌绛而干，法当渴，今反不渴者，热在营中也，清营汤去黄连主之。（15）

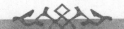
太阴温病，不可发汗。发汗而汗不出者，必发斑疹；汗出过多者，必神昏谵语。发斑者，化斑汤主之；发疹者，银翘散去豆豉，加细生地、丹皮、大青叶，倍元参主之。禁升麻、柴胡、当归、防风、羌活、白芷、葛根、三春柳。神昏谵语者，清宫汤主之，牛黄丸、紫雪丹、局方至宝丹亦主之。（16）

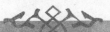

化斑汤方

石膏一两　　　知母四钱　　　生甘草三钱　　　元参三钱

犀角二钱　　　白粳米一合

水八杯，煮取三杯，日三服，渣再煮一钟，夜一服。

［方论］

此热淫于内，治以咸寒，佐以苦甘法也。前人悉用白虎汤作化斑汤者，以其为阳明证也。阳明主肌肉，斑家遍体皆赤，自内而外，故以石膏清肺胃之热，知母清金保肺而治阳明独胜之热，甘草清热解毒和中，粳米清胃热而保胃液，白粳米阳明燥金之岁谷也。本论独加元参、犀角者，以斑色正赤，木火太过，其变最速，但用白虎燥金之品，清肃上焦，恐不胜任，故加元参启肾经之气，上交于肺，庶水天一气，上下循环，不致泉源暴绝也。^{批：}_{微妙可思。}犀角咸寒，禀水木火相生之气，为灵异之兽，具阳刚之体，主治百毒蛊疰，邪鬼瘴气，取其咸寒，救肾水以济心火，托斑外出，而又败毒辟瘟也。再病至发斑，不独在气分矣，故加二味凉血之品。

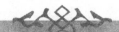

银翘散去豆豉加细生地丹皮大青叶倍元参方

即于前银翘散内，去豆豉加细生地四钱，大青叶三钱，丹皮三钱，元参加至一两。

［方论］

银翘散义见前。加四物，取其清血热；去豆豉，畏其温也。

清宫汤方

元参心三钱   莲子心五分   竹叶卷心二钱   连翘心二钱

犀角尖二钱，磨冲   连心麦冬三钱

　　加减法：热痰盛，加竹沥、梨汁各五匙；咯痰不清，加瓜蒌皮一钱五分；热毒盛，加金汁、人中黄；渐欲神昏，加银花三钱、荷叶二钱、石菖蒲一钱。

［方论］

此咸寒甘苦法，清膻中之方也。谓之清宫者，以膻中为心之宫城也。俱用心者，凡心有生生不已之意，心能入心，即以清秽浊之品，便补心中生生不已之生气，救性命于微芒也。火能令人昏，水能令人清，神昏谵语，水不足而火有余，又有秽浊也。且离以坎为体，元参味苦属水，补离中之虚；犀角灵异味咸，辟秽解毒，所谓灵犀一点通，善通心气，色黑补水，亦能补离中之虚，故以二物为君。莲心甘苦咸，倒生根，由心走肾，能使心火下通于肾，又回环上升，能使肾水上潮于心，故以为使。连翘象心，心能退心热。竹叶心锐而中空，能通窍清火，故以为佐。麦冬之所以用心者，《本经》称其主心腹结气，伤中伤饱，胃脉络绝，试问去心，焉能散结气，补伤中，通伤饱，续胃脉络绝哉？盖麦冬禀少阴癸水之气，一本横生，根颗连络，有十二枚者，有十四、五枚者，所以然之故，手足三阳三阴之络，共有十二，加任之尾翳、督之长强，共十四，又加脾之大络，共十五，此物性合人身自然之妙也，惟圣人能体物象，察物情，用麦冬以通续络脉，命名与天冬并称门冬者，冬主闭藏，门主开转，谓其有开合之功能也。其妙处全在一心之用。从古并未有去心之明文，张隐庵谓不知始自何人，相沿已久而不可改，瑭遍考始知自陶弘景始也。盖陶氏惑于"诸心入心，能令人烦"之一语，不知麦冬无毒，载在上品，久服身轻，安能令人烦哉！如参、术、芪、草以及诸仁诸子，莫不有心，亦皆能令人烦而悉去之哉？陶氏之去麦冬心，智者千虑之失也。此方独取其心，以散心中秽浊之结气，故以之为臣。

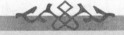

安宫牛黄丸方

牛黄一两	郁金一两	犀角一两	黄连一两
朱砂一两	梅片二钱五分	麝香二钱五分	真珠五钱
山栀一两	雄黄一两	金箔衣	黄芩一两

上为极细末，炼老蜜为丸，每丸一钱，金箔为衣，蜡护。脉虚者，人参汤下；脉实者，银花薄荷汤下，每服一丸。兼治飞尸卒厥、五痫中恶、大人小儿痉厥之因于热者。大人病重体实者，日再服，甚至日三服；小儿服半丸，不知再服半丸。

温病条辨

中医四部经典大字版（第二版）

［方论］

　　此芳香化秽浊而利诸窍，咸寒保肾水而安心体，苦寒通火腑而泻心用之方也。批：体用字着眼。牛黄得日月之精，通心主之神。犀角主治百毒，邪鬼瘴气。真珠得太阴之精，而通神明，合犀角补水救火。郁金，草之香；梅片，木之香；雄黄，石之香；麝香，乃精血之香。合四香以为用，使闭锢之邪热温毒深在厥阴之分者，一齐从内透出，而邪秽自消，神明可复也。黄连泻心火，栀子泻心与三焦之火，黄芩泻胆、肺之火，使邪火随诸香一齐俱散也。朱砂补心体，泻心用，合金箔坠痰而镇固，再合真珠、犀角为督战之主帅也。

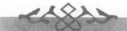

紫雪丹方从《本事方》去黄金

滑石一斤　　　　石膏一斤　　　　寒水石一斤

磁石二斤，水煮，捣煎去渣，入后药　　羚羊角五两　　木香五两

犀角五两　　　　沉香五两　　　　丁香一两　　　升麻一斤

元参一斤　　　　炙甘草半斤

　　以上八味，并捣锉，入前药汁中煎，去渣，入后药：

　　朴硝、硝石各二斤，提净，入前药汁中，微火煎，不住手将柳木搅，候汁欲凝，再加入后二味：

　　辰砂三两，研细　麝香一两二钱，研细，入煎药，拌匀

　　合成退火气，冷水调服一二钱。

［方论］

　　诸石利水火而通下窍。磁石、元参补肝肾之阴，而上济君

火。犀角、羚羊泻心、胆之火。甘草和诸药而败毒，且缓肝急。诸药皆降，独用一味升麻，盖欲降先升也。诸香化秽浊，或开上窍，或开下窍，使神明不致坐困于浊邪而终不克复其明也。丹砂色赤，补心而通心火，内含汞而补心体，为坐镇之用。诸药用气，硝独用质者，以其水卤结成，性峻而易消，泻火而散结也。

局方至宝丹方

犀角一两，镑　　　朱砂一两，飞　　　琥珀一两，研　　　玳瑁一两，镑

牛黄五钱　　　麝香五钱

以安息重汤炖化，和诸药为丸，一百丸，蜡护。

［方论］

此方荟萃各种灵异，皆能补心体，通心用，除邪秽，解热结，共成拨乱反正之功。大抵安宫牛黄丸最凉，紫雪次之，至宝又次之，主治略同，而各有所长，临用对证斟酌可也。

邪入心包，舌謇肢厥，牛黄丸主之，紫雪丹亦主之。（17）

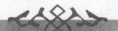

牛黄丸、紫雪丹方并见前

温毒咽痛喉肿，耳前耳后肿，颊肿，面正赤，或喉不痛，但外肿，甚则耳聋，俗名大头温、虾蟆温者，普济消毒饮去柴胡、升麻主之，初起一二日，再去芩、连，三四日加之佳。（18）

温病条辨　中医四部经典大字版（第二版）

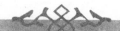

普济消毒饮去升麻柴胡黄芩黄连方

连翘一两 　　薄荷三钱 　　马勃四钱 　　牛蒡子六钱

芥穗三钱 　　僵蚕五钱 　　元参一两 　　银花一两

板蓝根五钱 　苦桔梗一两 　甘草五钱

　　上共为粗末，每服六钱，重者八钱。鲜苇根汤煎，去渣服。约二时一服，重者一时许一服。

　　温毒外肿，水仙膏主之，并主一切痈疮。（19）

水仙膏方

　　水仙花根，不拘多少，剥去老赤皮与根须，入石臼捣如膏，敷肿处，中留一孔出热气，干则易之，以肌肤上生黍米大小黄疮为度。

　　温毒敷水仙膏后，皮间有小黄疮如黍米者，不可再敷水仙膏，过敷则痛甚而烂，三黄二香散主之。（20）

三黄二香散方苦辛芳香法

黄连一两 　　黄柏一两 　　生大黄一两 　　乳香五钱

没药五钱

　　上为极细末，初用细茶汁调敷，干则易之，继则用香油调敷。

　　温毒神昏谵语者，先与安宫牛黄丸、紫雪丹之属，继以清宫汤。（21）

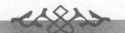

安宫牛黄丸、紫雪丹、清宫汤方法并见前

暑 温

形似伤寒，但右脉洪大而数，左脉反小于右，口渴甚，面赤，汗大出者，名曰暑温，在手太阴，白虎汤主之；脉芤甚者，白虎加人参汤主之。（22）

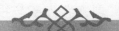

白虎汤、白虎加人参汤方并见前

《金匮》谓太阳中暍，发热恶寒，身重而疼痛，其脉弦细芤迟，小便已，洒洒然毛耸，手足逆冷，小有劳，身即热，口开，前板齿燥，若发其汗，则恶寒甚，加温针，则发热甚，数下，则淋甚。可与东垣清暑益气汤。（23）

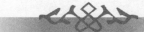

清暑益气汤方辛甘化阳，酸甘化阴复法

黄芪一钱	黄柏一钱	麦冬二钱	青皮一钱
白术一钱五分	升麻三分	当归七分	炙甘草一钱
神曲一钱	人参一钱	泽泻一钱	五味子八分

陈皮一钱　　　　苍术一钱五分　　　葛根三分　　　　生姜二片

大枣二枚

水五杯，煮取二杯，渣再煮一杯，分温三服。虚者得宜，实者禁用，汗不出而但热者禁用。

手太阴暑温，如上条证，但汗不出者，新加香薷饮主之。（24）

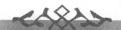

新加香薷饮方 辛温复辛凉法

香薷二钱　　　　银花三钱　　　　鲜扁豆花三钱　　　厚朴二钱

连翘二钱

水五杯，煮取二杯。先服一杯，得汗止后服，不汗再服，服尽不汗，再作服。

手太阴暑温，服香薷饮，微得汗，不可再服香薷饮重伤其表，暑必伤气，最令表虚，虽有余证，知在何经，以法治之。（25）

手太阴暑温，或已经发汗，或未发汗，而汗不止，烦渴而喘，脉洪大有力者，白虎汤主之；脉洪大而芤者，白虎加人参汤主之；身重者，湿也，白虎加苍术汤主之；汗多脉散大，喘喝欲脱者，生脉散主之。（26）

白虎加苍术汤方

即于白虎汤内，加苍术三钱。

汗多而脉散大，其为阳气发泄太甚，内虚不司留恋可知。生脉散酸甘化阴，守阴所以留阳，阳留，汗自止也。以人参为君，所以补肺中元气也。

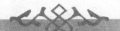

生脉散方 酸甘化阴法

人参三钱　　　麦冬二钱，不去心　　　五味子一钱

水三杯，煮取八分二杯，分二次服，渣再煎服。脉不敛，再作服，以脉敛为度。

手太阴暑温，发汗后，暑证悉减，但头微胀，目不了了，余邪不解者，清络饮主之。邪不解而入中下焦者，以中下法治之。（27）

清络饮方 辛凉芳香法

鲜荷叶边二钱　　鲜银花二钱　　　西瓜翠衣二钱　　鲜扁豆花一枝
丝瓜皮二钱　　　鲜竹叶心二钱

水二杯，煮取一杯，日二服。凡暑伤肺经气分之轻证，皆可用之。

手太阴暑温，但咳无痰，咳声清高者，清络饮加甘草、桔梗、甜杏仁、麦冬、知母主之。（28）

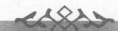

清络饮加甘桔甜杏仁麦冬知母汤方

即于清络饮内加甘草一钱，桔梗二钱，甜杏仁二钱，麦冬三钱，知母三钱。

两太阴暑温，咳而且嗽，咳声重浊，痰多，不甚渴，渴不多饮者，小半夏加茯苓汤，再加厚朴、杏仁主之。（29）

温病条辨

中医四部经典大字版（第二版）

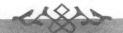

小半夏加茯苓汤再加厚朴杏仁方 辛温淡法

半夏八钱　　　茯苓块六钱　　　厚朴三钱　　　生姜五钱　　　杏仁三钱

甘澜水八杯，煮取三杯，温服，日三服。

脉虚夜寐不安，烦渴舌赤，时有谵语，目常开不闭，或喜闭不开，暑入手厥阴也。手厥阴暑温，清营汤主之；舌白滑者，不可与也。（30）

清营汤方 咸寒苦甘法

犀角三钱　　　生地五钱　　　元参三钱　　　竹叶心一钱

麦冬三钱　　　丹参二钱　　　黄连一钱五分　　银花三钱

连翘二钱，连心用

水八杯，煮取三杯，日三服。

手厥阴暑温，身热不恶寒，清神不了了，时时谵语者，安宫牛黄丸主之，紫雪丹亦主之。（31）

暑温寒热，舌白不渴，吐血者，名曰暑瘵，为难治，清络饮加杏仁薏仁滑石汤主之。（32）

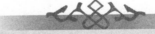

清络饮加杏仁薏仁滑石汤方

即于清络饮内加杏仁二钱，滑石末三钱，薏仁三钱。服法如前。

小儿暑温，身热，卒然痉厥，名曰暑痫，清营汤主之，亦可少与紫雪丹。（33）

大人暑痫，亦同上法，热初入营，肝风内动，手足瘛疭，可于清营汤中加钩藤、丹皮、羚羊角。（34）

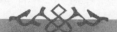

清营汤、紫雪丹方法并见前

伏 暑

　　暑兼湿热，偏于暑之热者为暑温，多手太阴证而宜清；偏于暑之湿者为湿温，多足太阴证而宜温；湿热平等者两解之。各宜分晓，不可混也。（35）

　　长夏受暑，过夏而发者，名曰伏暑。霜未降而发者少轻，霜既降而发者则重，冬日发者尤重，子、午、丑、未之年为多也。（36）

　　头痛，微恶寒，面赤烦渴，舌白，脉濡而数者，虽在冬月，犹为太阴伏暑也。（37）

　　太阴伏暑，舌白口渴，无汗者，银翘散去牛蒡、元参加杏仁、滑石主之。（38）

　　太阴伏暑，舌赤口渴，无汗者，银翘散加生地、丹皮、赤芍、麦冬主之。（39）

　　太阴伏暑，舌白口渴，有汗，或大汗不止者，银翘散去牛蒡子、元参、芥穗，加杏仁、石膏、黄芩主之。脉洪大，渴甚，汗多者，仍用白虎法；脉虚大而芤者，仍用人参白虎法。（40）

　　太阴伏暑，舌赤，口渴，汗多，加减生脉散主之。（41）

温病条辨

中医四部经典大字版（第二版）

银翘散去牛蒡子元参加杏仁滑石方

即于银翘散内去牛蒡子、元参，加杏仁六钱，飞滑石一两。服如银翘散法。胸闷，加郁金四钱，香豉四钱；呕而痰多，加半夏六钱，茯苓六钱；小便短，加薏仁八钱，白通草四钱。

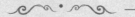

银翘散加生地丹皮赤芍麦冬方

即于银翘散内加生地六钱，丹皮四钱，赤芍四钱，麦冬六钱。服法如前。

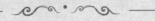

银翘散去牛蒡子元参芥穗加杏仁石膏黄芩方

即于银翘散内去牛蒡子、元参、芥穗，加杏仁六钱，生石膏一两，黄芩五钱。服法如前。

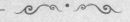

白虎法、白虎加人参法俱见前

加减生脉散方酸甘化阴法

沙参三钱　　　麦冬三钱　　　五味子一钱　　　丹皮二钱　　　细生地三钱
水五杯，煮二杯，分温再服。

伏暑、暑温、湿温，证本一源，前后互参，不可偏执。（42）

湿温　寒湿

　　头痛恶寒，身重疼痛，舌白不渴，脉弦细而濡，面色淡黄，胸闷不饥，午后身热，状若阴虚，病难速已，名曰湿温。汗之则神昏耳聋，甚则目瞑不欲言，下之则洞泄，润之则病深不解。长夏、深秋、冬日同法，三仁汤主之。（43）

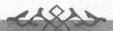

三仁汤方

杏仁五钱　　　　飞滑石六钱　　　　白通草二钱　　　　白蔻仁二钱
竹叶二钱　　　　厚朴二钱　　　　　生薏仁六钱　　　　半夏五钱
　　甘澜水八碗，煮取三碗，每服一碗，日三服。

　　湿温邪入心包，神昏肢逆，清宫汤去莲心、麦冬，加银花、赤小豆皮，煎送至宝丹，或紫雪丹亦可。（44）

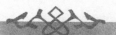

清宫汤去莲心麦冬加银花赤小豆皮方

犀角一钱　　　　连翘心三钱　　　　元参心二钱　　　　竹叶心二钱
银花二钱　　　　赤小豆皮三钱

至宝丹、紫雪丹方 并见前

湿温喉阻咽痛，银翘马勃散主之。（45）

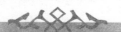

银翘马勃散方 *辛凉微苦法*

连翘一两　　　牛蒡子六钱　　　银花五钱　　　射干三钱　　　马勃二钱

上杵为散，服如银翘散法。不痛但阻甚者，加滑石六钱，桔梗五钱，苇根五钱。

太阴湿温，气分痹郁而哕者（俗名为呃），宣痹汤主之。（46）

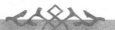

宣痹汤 *苦辛通法*

枇杷叶二钱　　　郁金一钱五分　　　射干一钱　　　白通草一钱

香豆豉一钱五分

水五杯，煮取二杯，分二次服。

太阴湿温喘促者，千金苇茎汤加杏仁、滑石主之。（47）

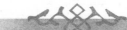

千金苇茎汤加滑石杏仁汤 *辛淡法*

苇茎五钱　　　薏苡仁五钱　　　桃仁二钱　　　冬瓜仁二钱

滑石三钱　　　杏仁三钱

水八杯，煮取三杯，分三次服。

《金匮》谓：太阳中暍，身热疼痛而脉微弱，此以夏月伤冷水，水行皮中所致也，一物瓜蒂汤主之。（48）

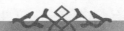

一物瓜蒂汤方

瓜蒂二十个

上捣碎，以逆流水八杯，煮取三杯，先服一杯；不吐，再服；吐，停后服。虚者，加参芦三钱。

寒湿伤阳，形寒脉缓，舌淡，或白滑，不渴，经络拘束，桂枝姜附汤主之。（49）

桂枝姜附汤 苦辛热法

桂枝六钱　　　干姜三钱　　　白术三钱，生　　熟附子三钱
水五杯，煮取二杯，渣再煮一杯服。

温 疟

骨节疼烦，时呕，其脉如平，但热不寒，名曰温疟，白虎加桂枝汤主之。（50）

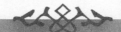

白虎加桂枝汤方 辛凉苦甘复辛温法

知母六钱　　　生石膏一两六钱　　粳米一合　　　桂枝木三钱
炙甘草二钱

温病条辨

中医四部经典大字版（第二版）

水八碗，煮取三碗。先服一碗，得汗为度，不知再服，知后仍服一剂，中病即已。

但热不寒，或微寒多热，舌干口渴，此乃阴气先伤，阳气独发，名曰瘅疟，五汁饮主之。（51）

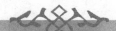

五汁饮 方见前

加减法：此甘寒救胃阴之方也。欲清表热，则加竹叶、连翘；欲泻阳明独胜之热，而保肺之化源，则加知母；欲救阴血，则加生地、元参；欲宣肺气，则加杏仁；欲行三焦，开邪出路，则加滑石。

上焦篇

舌白渴饮，咳嗽频仍，寒从背起，伏暑所致，名曰肺疟，杏仁汤主之。（52）

杏仁汤方 苦辛寒法

| 杏仁三钱 | 黄芩一钱五分 | 连翘一钱五分 | 滑石三钱 |
| 桑叶一钱五分 | 茯苓块三钱 | 白蔻皮八分 | 梨皮二钱 |

水三杯，煮取二杯，日再服。

热多昏狂，谵语烦渴，舌赤中黄，脉弱而数，名曰心疟，加减银翘散主之；兼秽，舌浊，口气重者，安宫牛黄丸主之。（53）

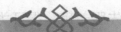

加减银翘散方 辛凉兼芳香法

连翘十分　　　　银花八分　　　　元参五分　　　　麦冬五分，不去心

犀角五分　　　　竹叶三分

　　共为粗末，每服五钱，煎成去渣，点荷叶汁二、三茶匙。日三服。

安宫牛黄丸方 见前

秋　燥

秋感燥气，右脉数大，伤手太阴气分者，桑杏汤主之。（54）

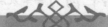

桑杏汤方 辛凉法

桑叶一钱　　　　杏仁一钱五分　　　沙参二钱　　　　象贝一钱

香豉一钱　　　　栀皮一钱　　　　梨皮一钱

　　水二杯，煮取一杯，顿服之。重者再作服。

感燥而咳者，桑菊饮主之。（55）

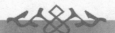

桑菊饮方 见前

燥伤肺胃阴分，或热或咳者，沙参麦冬汤主之。（56）

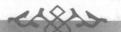

沙参麦冬汤 甘寒法

沙参三钱　　　　玉竹二钱　　　　生甘草一钱　　　　冬桑叶一钱五分
麦冬三钱　　　　生扁豆一钱五分　花粉一钱五分

　　水五杯，煮取二杯，日再服。久热久咳者，加地骨皮三钱。

燥气化火，清窍不利者，翘荷汤主之。（57）

　　清窍不利，如耳鸣、目赤、龈胀、咽痛之类。翘荷汤者，亦清上焦气分之燥热也。

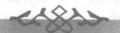

翘荷汤 辛凉法

薄荷一钱五分　　连翘一钱五分　　生甘草一钱　　　　黑栀皮一钱五分
桔梗二钱　　　　绿豆皮二钱

　　水二杯，煮取一杯，顿服之。日服二剂，甚者日三。

　　加减法：耳鸣者，加羚羊角、苦丁茶；目赤者，加鲜菊叶、苦丁茶、夏枯草；咽痛者，加牛蒡子、黄芩。

诸气膹郁，诸痿喘呕之因于燥者，喻氏清燥救肺汤主之。（58）

清燥救肺汤方 辛凉甘润法

石膏二钱五分　　甘草一钱　　　　霜桑叶三钱　　　　人参七分
杏仁七分，泥　　胡麻仁一钱，炒研　阿胶八分　　　　麦冬二钱，不去心
枇杷叶六分，去净毛，炙

水一碗，煮六分，频频二、三次温服。痰多加贝母、瓜蒌；血枯加生地黄；热甚加犀角、羚羊角，或加牛黄。

补秋燥胜气论

按前所序之秋燥方论，乃燥之复气也，标气也。盖燥属金而克木，木之子，少阳相火也，火气来复，故现燥热干燥之证。又《灵枢》谓：丙丁为手之两阳合明，辰巳为足之两阳合明，阳明本燥，标阳也。前人谓燥气化火，《经》谓：燥金之下，火气承之，皆谓是也。按古方书，无秋燥之病。近代以来，惟喻氏始补燥气论，其方用甘润微寒；叶氏亦有燥气化火之论，其方用辛凉甘润，乃《素问》所谓燥化于天，热反胜之，治以辛凉，佐以苦甘法也。瑭袭前人之旧，故但叙燥证复气如前。书已告成，窃思与《素问》燥淫所胜不合，故杂说篇中，特著燥论一条，详言正化、对化、胜气、复气以补之。其于燥病胜气之现于三焦者，究未出方论，乃不全之书，心终不安。嗣得沈目南先生《医征》温热病论，内有秋燥一篇，议论通达正大，兹采而录之于后，间有偏胜不圆之处，又详辨之，并特补燥证胜气治法如下。

再按胜复之理，与正化对化、从本从标之道，近代以来，多不深求，注释之家，亦不甚考。如仲景《伤寒论》中之麻、桂、姜、附，治寒之胜气也，治寒之正化也，治寒之本病也。白虎、承气，治寒之复气也，治寒之对化也，治寒之标病也。余气俱可从此类推。

沈目南《燥病论》曰：《天元纪大论》云：天以六为节，地以五为制。盖六乃风寒暑湿燥火为节，五即木火土金水为制。然天气主外，而一气司六十日有奇；地运主内，而一运主七十二日有奇。故五运六气合行而终一岁，乃天然不易之道也。《内经》失去长夏伤于湿、秋伤于燥，所以燥证湮没，至今不明。先哲虽有言之，皆是内伤津血干枯之证，非谓外感清凉时气之燥。然燥病起于秋分以后，小雪以前，阳明燥金凉气司令。《经》云：阳明之胜，清发于中，左胠胁痛，溏泄，内为嗌塞，外发㿗疝。大凉肃杀，华英改容，毛虫乃殃。胸中不便，嗌塞而咳。据此经文，燥令必有凉气感人，肝木受邪而为燥也。惟近代喻嘉言昂然表出，可为后世苍生之幸。奈以诸气膹郁，诸痿喘呕，咳不止而出白血，死，谓之燥病，此乃伤于内者而言，诚与外感燥证不相及也。更自制清燥救肺汤，皆以滋阴清凉之品，施于火热刑金，肺气受热者宜之。若治燥病，则以凉投凉，必反增病剧。殊不知燥病属凉，谓之次寒，病与感寒同类。《经》以寒淫所胜，治以甘热，此但燥淫所胜，平以苦温，乃外用苦温辛温解表，与冬月寒令而用麻、桂、姜、附，其法不同。其和中攻里则一，故不立方。盖《内经》六气，但分阴阳主治，以风热火三气属阳同治，但药有辛凉、苦寒、咸寒之异；湿燥寒三气属阴同治，但药有苦热、苦温、甘热之不同。仲景所以立伤寒、温病二论为大纲也。盖《性理大全》谓：燥属次寒，奈后贤悉谓属热，大相径庭。如盛夏暑热熏蒸，则人身汗出溅溅，肌肉潮润而不燥也；冬月寒凝肃杀，而人身干槁燥冽。故深秋燥令气行，人体肺金应之，肌肤亦燥，乃火令无权，故燥属凉。前人谓热，非矣。

按先生此论，可谓独具只眼，不为流俗所汩没者。其责喻氏补燥论用甘寒滋阴之品，殊失燥淫所胜，平以苦温之法，亦甚有理。但谓诸气膹郁，诸痿喘呕，咳不止，出白血，尽属内伤，则于理欠圆。盖因内伤而致此证者固多，由外感余邪在络，转化转热而致此证者，亦复不少。瑭前于风温咳嗽条下，驳杏苏散，补桑菊饮，方论内极言咳久留邪致损之故，与此证同一理也。谓清燥救肺汤治燥之复气，断非治燥之胜气，喻氏自无从致辨；若谓竟与燥不相及，未免各就一边谈理。盖喻氏之清燥救肺汤，即《伤寒论》中后半截之复脉汤也。伤寒必兼母气之燥，故初用辛温、甘热，继用辛凉、苦寒，终用甘润，因其气化之所至而然也。至谓仲景立伤寒、温病二大纲，如《素问》所云，寒暑六入，暑统风火，寒统燥湿，一切外感，皆包于内，其说尤不尽然，盖尊信仲景太过而失之矣。若然，则仲景之书，当名六气论，或外感论矣，何以独名《伤寒论》哉！盖仲景当日著书，原为伤寒而设，并未遍著外感，其论温、论暑、论湿，偶一及之也。即先生亦补《医征》温热病论，若系全书，何容又补哉！瑭非好辨，恐后学眉目不清，尊信前辈太过，反将一切外感，总混入《伤寒论》中，此近代以来之大弊，祸未消灭，尚敢如此立论哉！

秋燥之气，轻则为燥，重则为寒，化气为湿，复气为火。（1）

燥伤本脏，头微痛，恶寒，咳嗽稀痰，鼻塞，嗌塞，脉弦，无汗，杏苏散主之。（2）

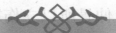

杏苏散方

苏叶	半夏	茯苓	前胡	苦桔梗	枳壳
甘草	生姜	大枣去核	橘皮	杏仁	

加减法：无汗，脉弦甚或紧者，加羌活，微透汗。汗后咳不止，去苏叶、羌活，加苏梗。兼泄泻、腹满者，加苍术、厚朴。头痛兼眉棱骨痛者，加白芷。热甚加黄芩，泄泻、腹满者不用。

［方论］

此苦温甘辛法也。外感燥凉，故以苏叶、前胡辛温之轻者达表；无汗，脉紧，故加羌活辛温之重者，微发其汗。甘、桔从上开，枳、杏、前、芩从下降，则嗌塞、鼻塞宣通而咳可止。橘、半、茯苓，逐饮而补肺胃之阳。以白芷易原方之白术者，白术，中焦脾药也，白芷，肺胃本经之药也，且能温肌肉而达皮毛。姜、枣为调和营卫之用。若表凉退而里邪未除，咳不止者，则去走表之苏叶，加降里之苏梗。泄泻、腹满，金气太实之里证也，故去黄芩之苦寒，加术、朴之苦辛温也。

伤燥，如伤寒太阳证，有汗，不咳，不呕，不痛者，桂枝汤小和之。（3）

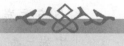

桂枝汤方见前

燥金司令，头痛，身寒热，胸胁痛，甚则疝瘕痛者，桂枝柴胡各半汤加吴萸楝子茴香木香汤主之。（4）

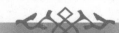

桂枝柴胡各半汤加吴萸楝子茴香木香汤方治以苦温，佐以甘辛法

桂枝	吴茱萸	黄芩	柴胡	广木香
人参	生姜	川楝子	小茴香	白芍
炙甘草	大枣去核	半夏		

燥淫传入中焦，脉短而涩，无表证，无下证，胸痛，腹胁胀痛，或呕，或泄，苦温甘辛以和之。（5）

阳明燥证，里实而坚，未从热化，下之以苦温；已从热化，下之以苦寒。（6）

　　燥气延入下焦，搏于血分而成癥者，无论男妇，化癥回生丹主之。（7）

化癥回生丹方

人参六两	安南桂二两	两头尖二两	麝香二两
片子姜黄二两	公丁香三两	川椒炭二两	虻虫二两
京三棱二两	蒲黄炭一两	藏红花二两	苏木三两
桃仁三两	苏子霜二两	五灵脂二两	降真香二两
干漆二两	当归尾四两	没药二两	白芍四两
杏仁三两	香附米二两	吴茱萸二两	延胡索二两
水蛭二两	阿魏二两	小茴香炭三两	川芎二两
乳香二两	良姜二两	艾炭二两	益母膏八两
熟地黄四两	鳖甲胶一斤	大黄八两，共为细末，以高米醋一斤半，	

熬浓，晒干为末，再加醋熬，如是三次，晒干，末之

　　共为细末，以鳖甲、益母、大黄三胶和匀，再加炼蜜为丸，重一钱五分，蜡皮封护。用时温开水和，空心服；瘀甚之证，黄酒下。

　　（一）治癥结不散不痛。

　　（二）治癥发痛甚。

　　（三）治血痹。

　　（四）治妇女干血痨证之属实者。

　　（五）治疟母左胁痛而寒热者。

　　（六）治妇女经前作痛，古谓之痛经者。

　　（七）治妇女将欲行经而寒热者。

　　（八）治妇女将欲行经，误食生冷腹痛者。

　　（九）治妇女经闭。

（十）治妇女经来紫黑，甚至成块者。

（十一）治腰痛之因于跌扑死血者。

（十二）治产后瘀血，少腹痛拒按者。

（十三）治跌扑昏晕欲死者。

（十四）治金疮、棒疮之有瘀滞者。

燥气久伏下焦，不与血搏，老年八脉空虚，不可与化癥回生丹，复亨丹主之。（8）

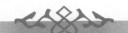

复亨丹方 苦温甘辛法

倭硫黄十分，按倭硫黄者，石硫黄也，水土硫黄断不可用　　鹿茸八分，酒炙

枸杞子六分　　人参四分　　云茯苓八分　　淡苁蓉八分

安南桂四分　　全当归六分，酒浸　　小茴香六分，酒浸，与当归同炒黑

川椒炭三分　　草薢六分　　炙龟板四分

益母膏和为丸，小梧桐子大。每服二钱，日再服；冬日渐加至三钱，开水下。

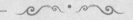

霹雳散方

主治中燥吐泻腹痛，甚则四肢厥逆，转筋，腿痛，肢麻，起卧不安，烦躁不宁，再甚则六脉全无，阴毒发斑，疝瘕等证，并一切凝寒固冷积聚。寒轻者，不可多服；寒重者，不可少服，以愈为度。非实在纯受湿、燥、寒三气阴邪者，不可服。

桂枝六两　　公丁香四两　　草果二两　　川椒五两，炒

小茴香四两，炒　　薤白四两　　良姜三两　　吴茱萸四两

五灵脂二两　　降香五两　　乌药三两　　干姜三两

石菖蒲二两　　防己三两　　槟榔二两　　荜澄茄五两

附子三两　　细辛二两　　青木香四两　　薏仁五两

雄黄五钱

　　上药共为细末，开水和服。大人每服三钱，病重者五钱；小人减半。再病重者，连服数次，以痛止厥回，或泻止、筋不转为度。

[方论]

　　按《内经》有五疫之称，五行偏胜之极，皆可致疫。虽疠气之至，多见火证，而燥金寒湿之疫，亦复时有。盖风火暑三者为阳邪，与秽浊异气相参，则为温疠；湿燥寒三者为阴邪，与秽浊异气相参，则为寒疠。现在见证，多有肢麻转筋，手足厥逆，吐泻腹痛，胁肋疼痛，甚至反恶热而大渴思凉者。《经》谓：雾伤于上，湿伤于下。此证乃燥金寒湿之气，直犯筋经，由大络、别络，内伤三阴脏真，所以转筋，入腹即死也。既吐且泻者，阴阳逆乱也。诸痛者，燥金湿土之气所搏也。其渴思凉饮者，少阴篇谓自利而渴者，属少阴虚，故饮水求救也。其头面赤者，阴邪上逼，阳不能降，所谓戴阳也。其周身恶热喜凉者，阴邪盘踞于内，阳气无附欲散也。阴病反见阳证，所谓水极似火，其受阴邪尤重也。诸阳证毕现，然必当脐痛甚拒按者，方为阳中见纯阴，乃为真阴之证，此处断不可误。故立方荟萃温三阴经刚燥苦热之品，急温脏真，保住阳气。又重用芳香，急驱秽浊。一面由脏真而别络、大络，外出筋经、经络以达皮毛；一面由脏络、腑络以通六腑，外达九窍。俾秽浊阴邪，一齐立解。大抵皆扶阳抑阴，所谓离照当空，群阴退避也。再此证自唐宋以后，医者皆不识系燥气所干，凡见前证，俗名曰痧。近时竟有著痧证书者，捉风捕影，杂乱无章，害人不浅。即以痧论，未有不干天地之气而漫然成痧者。究竟所感何气，不能确切指出，故立方毫无准的。其误皆在前人谓燥不为病，又有燥气化火之说。瑭亦为其所误，故初刻书时，再三疑虑，辨难见于杂说篇中，而正文只有化气之火证，无胜气之寒证。其燥不为病之误，误在《阴阳应象大论》篇中，脱秋伤于燥一条；长夏伤于湿，又错秋伤于湿，以为竟无燥证矣。不知《天元纪》《气交变》《五运行》《五常政》《六微旨》诸篇，平列六气，燥气之为病，与诸气同，何尝燥不为病哉！《经》云：风为百病之长。按风属木，主仁。《大易》曰：元者，善之长也。得生生之机，开生化之原，尚且为病多端，况金为杀厉之气。欧阳氏曰：商者，伤也，主义主收，主刑主杀。其伤人也，最速而暴，竟有不终日而死者。瑭目击神伤，故再三致意云。

中焦篇

风温　温热　温疫　温毒　冬温

面目俱赤，语声重浊，呼吸俱粗，大便闭，小便涩，舌苔老黄，甚则黑有芒刺，但恶热，不恶寒，日晡益甚者，传至中焦，阳明温病也。脉浮洪躁甚者，白虎汤主之；脉沉数有力，甚则脉体反小而实者，大承气汤主之。暑温、湿温、温疟，不在此例。（1）

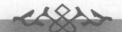

白虎汤方见上焦篇

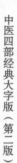

大承气汤方

大黄六钱　　　　芒硝三钱　　　　厚朴三钱　　　　枳实三钱

　　水八杯，先煮枳、朴，后纳大黄、芒硝，煮取三杯。先服一杯，约二时许，得利，止后服。不知，再服一杯；再不知，再服。

［方论］

　　此苦辛通降咸以入阴法。承气者，承胃气也。盖胃之为腑，体阳而用阴，若在无病时，本系自然下降，今为邪气蟠踞于中，阻其下降之气，胃虽自欲下降而不能，非药力助之不可，故承气汤通胃结，救胃阴，仍系承胃腑本来下降之气，非有一毫私智穿凿于其间也，故汤名承气。学者若真能透彻此义，则施用承气，自无弊实。大黄荡涤热结，芒硝入阴软坚，枳实开幽门之不通，厚朴泻中宫之实满。曰大承气者，合四药而观之，可谓无坚不破，无微不入，故曰大也。非真正实热蔽痼，气血俱结者，不可用也。若去入阴之芒硝，则云小矣；去枳、朴之攻气结，加甘草以和中，则云调胃矣。

　　阳明温病，脉浮而促者，减味竹叶石膏汤主之。（2）

减味竹叶石膏汤方辛凉合甘寒法

竹叶五钱　　　　石膏八钱　　　　麦冬六钱　　　　甘草三钱

　　水八杯，煮取三杯，一时服一杯，约三时令尽。

阳明温病，诸证悉有而微，脉不浮者，小承气汤微和之。（3）

阳明温病，汗多，谵语，舌苔老黄而干者，宜小承气汤。（4）

阳明温病，无汗，小便不利，谵语者，先与牛黄丸，不大便，再与调胃承气汤。（5）

阳明温病，面目俱赤，肢厥，甚则通体皆厥，不瘛疭，但神昏，不大便七、八日以外，小便赤，脉沉伏，或并脉亦厥，胸腹满坚，甚则拒按，喜凉饮者，大承气汤主之。（6）

阳明温病，纯利稀水无粪者，谓之热结旁流，调胃承气汤主之。（7）

阳明温病，实热壅塞为哕者，下之。连声哕者，中焦；声断续，时微时甚者，属下焦。（8）

阳明温病，下利谵语，阳明脉实，或滑疾者，小承气汤主之；脉不实者，牛黄丸主之，紫雪丹亦主之。（9）

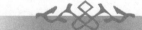

小承气汤方 苦辛通法重剂

大黄五钱　　　厚朴二钱　　　枳实一钱

水八杯，煮取三杯，先服一杯，得宿粪，止后服，不知，再服。

调胃承气汤 热淫于内，治以咸寒，佐以甘苦法

大黄三钱　　　芒硝五钱　　　生甘草二钱

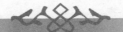

牛黄丸方论并见上焦篇

紫雪丹方论并见上焦篇

　　温病三焦俱急，大热大渴，舌燥，脉不浮而躁甚，舌色金黄，痰涎壅甚，不可单行承气者，承气合小陷胸汤主之。（10）

承气合小陷胸汤方苦辛寒法

生大黄五钱　　　厚朴二钱　　　　枳实二钱　　　　半夏三钱

瓜蒌三钱　　　　黄连二钱

　　水八杯，煮取三杯，先服一杯，不下，再服一杯，得快利，止后服，不便，再服。

　　阳明温病，无上焦证，数日不大便，当下之。若其人阴素虚，不可行承气者，增液汤主之。服增液汤已，周十二时观之，若大便不下者，合调胃承气汤微和之。（11）

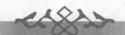

增液汤方咸寒苦甘法

元参一两　　　　麦冬八钱，连心　　　细生地八钱

　　水八杯，煮取三杯。口干则与饮，令尽，不便，再作服。

〔方论〕

温病之不大便，不出热结、液干二者之外。其偏于阳邪炽甚，热结之实证，则从承气法矣；其偏于阴亏液涸之半虚半实证，则不可混施承气，故以此法代之。独取元参为君者，元参味苦咸微寒，壮水制火，通二便，启肾水上潮于天，其能治液干，固不待言，《本经》称其主治腹中寒热积聚，其并能解热结可知。麦冬主治心腹结气，伤中伤饱，胃络脉绝，羸瘦短气，亦系能补能润能通之品，故以为之佐。生地亦主寒热积聚，逐血痹，用细者，取其补而不腻，兼能走络也。三者合用，作增水行舟之计，故汤名增液，但非重用不为功。

本论于阳明下证，峙立三法：热结液干之大实证，则用大承气；偏于热结而液不干者，旁流是也，则用调胃承气；偏于液干多而热结少者，则用增液，所以回护其虚，务存津液之心法也。

阳明温病，下后汗出，当复其阴，益胃汤主之。（12）

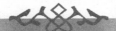

益胃汤方甘凉法

沙参三钱　　　麦冬五钱　　　冰糖一钱　　　细生地五钱

玉竹一钱五分，炒香

　　水五杯，煮取二杯，分二次服，渣再煮一杯服。

下后无汗脉浮者，银翘汤主之；脉浮洪者，白虎汤主之；脉洪而芤者，白虎加人参汤主之。（13）

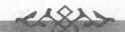

银翘汤方 辛凉合甘寒法

银花五钱　　　　连翘三钱　　　　竹叶二钱　　　　生甘草一钱

麦冬四钱　　　　细生地四钱

白虎汤、白虎加人参汤 方论并见前

下后无汗，脉不浮而数，清燥汤主之。（14）

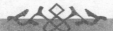

清燥汤方 甘凉法

麦冬五钱　　知母二钱　　人中黄一钱五分　　细生地五钱　　元参三钱

　　水八杯，煮取三杯，分三次服。

　　加减法：咳嗽胶痰，加沙参三钱，桑叶一钱五分，梨汁半酒杯，牡蛎三钱，牛蒡子三钱。

下后数日，热不退，或退不尽，口燥咽干，舌苔干黑，或金黄色，脉沉而有力者，护胃承气汤微和之；脉沉而弱者，增液汤主之。（15）

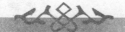

护胃承气汤方 苦甘法

生大黄三钱　　　　元参三钱　　　　细生地三钱　　　　丹皮二钱

知母二钱　　　　麦冬三钱，连心

　　水五杯，煮取二杯，先服一杯，得结粪，止后服，不便，再服。

阳明温病，下后二、三日，下证复现，脉不甚沉，或沉而无力，止可与增液，不可与承气。（16）

阳明温病，下之不通，其证有五：应下失下，正虚不能运药，不运药者死，新加黄龙汤主之。喘促不宁，痰涎壅滞，右寸实大，肺气不降者，宣白承气汤主之。左尺牢坚，小便赤痛，时烦渴甚，导赤承气汤主之。邪闭心包，神昏舌短，内窍不通，饮不解渴者，牛黄承气汤主之。津液不足，无水舟停者，间服增液，再不下者，增液承气汤主之。（17）

新加黄龙汤 苦甘咸法

细生地五钱　　　生甘草二钱　　　人参一钱五分，另煎　　　生大黄三钱

芒硝一钱　　　　元参五钱　　　　麦冬五钱，连心　　　　当归一钱五分

海参二条，洗　　　姜汁六匙

水八杯，煮取三杯。先用一杯，冲参汁五分、姜汁二匙，顿服之。如腹中有响声，或转矢气者，为欲便也；候一、二时不便，再如前法服一杯；候二十四刻不便，再服第三杯。如服一杯即得便，止后服，酌服益胃汤一剂 益胃汤方见前，余参或可加入。

［方论］

此处方于无可处之地，勉尽人力，不肯稍有遗憾之法也。旧方用大承气加参、地、当归，须知正气久耗，而大便不下者，阴阳俱惫，尤重阴液消亡，不得再用枳、朴伤气而耗液，故改用调胃承气，取甘草之缓急，合人参补正，微点姜汁，宣通胃气，代枳、朴之用，合人参最宣胃气，加麦、地、元参，保津液之难保，而又去血结之积聚，姜汁为宣气分之用，当归为宣血中气分之用，再加海参者，海参咸能化坚，甘能补正，按海参之液，数倍于其身，其能补液可知，且蠕动之物，能走络中血分，病久者必入络，故以之为使也。

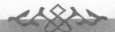

宣白承气汤方_{苦辛淡法}

生石膏五钱　　　　生大黄三钱　　　　杏仁粉二钱　　　　栝楼皮一钱五分
水五杯，煮取二杯，先服一杯，不知，再服。

导赤承气汤

赤芍三钱　　　　细生地五钱　　　　生大黄三钱　　　　黄连二钱
黄柏二钱　　　　芒硝一钱
水五杯，煮取二杯，先服一杯，不下，再服。

牛黄承气汤

即用前安宫牛黄丸二丸，化开，调生大黄末三钱，先服一半，不知，再服。

增液承气汤

即于增液汤内加大黄三钱，芒硝一钱五分。
水八杯，煮取三杯，先服一杯，不知，再服。

下后虚烦不眠，心中懊侬，甚至反复颠倒，栀子豉汤主之；若少气者，加甘草；若呕者，加姜汁。（18）

温病条辨

中医四部经典大字版（第二版）

栀子豉汤方 见上焦篇

栀子豉加甘草汤

即于栀子豉汤内加甘草二钱，煎法如前。

栀子豉加姜汁方

即于栀子豉汤内加姜汁五匙。

阳明温病，干呕口苦而渴，尚未可下者，黄连黄芩汤主之。不渴而舌滑者，属湿温。（19）

黄连黄芩汤方 苦寒微辛法

| 黄连二钱 | 黄芩二钱 | 郁金一钱五分 | 香豆豉二钱 |

水五杯，煮取二杯，分二次服。

阳明温病，舌黄燥，肉色绛，不渴者，邪在血分，清营汤主之。若滑者，不可与也，当于湿温中求之。（20）

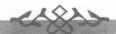

清营汤方 见上焦篇

阳明斑者，化斑汤主之。（21）

阳明温病，下后疹续出者，银翘散去豆豉加细生地大青叶元参丹皮汤主之。（22）

斑疹，用升提则衄，或厥，或呛咳，或昏痉，用壅补则瞀乱。（23）

斑疹阳明证悉具，外出不快，内壅特甚者，调胃承气汤微和之，得通则已，不可令大泄，大泄则内陷。（24）

阳明温毒发痘者，如斑疹法，随其所在而攻之。（25）

阳明温毒，杨梅疮者，以上法随其所偏而调之，重加败毒，兼与利湿。（26）

阳明温病，不甚渴，腹不满，无汗，小便不利，心中懊恼者，必发黄。黄者，栀子柏皮汤主之。（27）

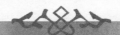

栀子柏皮汤方

栀子五钱　　　　生甘草三钱　　　　黄柏五钱

水五杯，煮取二杯，分二次服。

［方论］

此湿淫于内，以苦燥之，热淫于内，佐以甘苦法也。栀子清肌表，解五黄，又治内烦；黄柏泻膀胱，疗肌肤间热；甘草协和内外。三者其色皆黄，以黄退黄，同气相求也。按又可但有茵陈大黄汤，而无栀子柏皮汤，温热发黄，岂皆可下者哉！

阳明温病，无汗，或但头汗出，身无汗，渴欲饮水，腹满，舌燥黄，小便不利者，必发黄，茵陈蒿汤主之。（28）

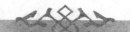

茵陈蒿汤

茵陈蒿六钱　　　栀子三钱　　　生大黄三钱

水八杯，先煮茵陈减水之半，再入二味，煮成三杯，分三次服，以小便利为度。

〔方论〕

此纯苦急趋之方也。发黄，外闭也；腹满，内闭也。内外皆闭，其势不可缓。苦性最急，故以纯苦急趋下焦也。黄因热结，泻热者必泻小肠。小肠丙火，非苦不通。胜火者莫如水，茵陈得水之精，开郁莫如发陈，茵陈生发最速，高出众草，主治热结黄疸，故以之为君。栀子通水源而利三焦，大黄除实热而减腹满，故以之为佐也。

阳明温病，无汗，实证未剧，不可下，小便不利者，甘苦合化，冬地三黄汤主之。（29）

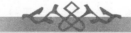

冬地三黄汤方 甘苦合化阴气法

麦冬八钱　　　黄连一钱　　　苇根汁半酒杯，冲　　元参四钱

黄柏一钱　　　银花露半酒杯，冲　细生地四钱　　　黄芩一钱

生甘草三钱

水八杯，煮取三杯，分三次服，以小便得利为度。

温病小便不利者，淡渗不可与也，忌五苓、八正辈。（30）

温病燥热，欲解燥者，先滋其干，不可纯用苦寒也，服之反燥甚。（31）

阳明温病，下后热退，不可即食，食者必复。周十二时后，缓缓与食，先取清者，勿令饱，饱则必复，复必重也。（32）

阳明温病，下后脉静，身不热，舌上津回，十数日不大便，可与益胃、增液辈，断不可再与承气也。下后舌苔未尽退，口微渴，面微赤，脉微数，身微热，日浅者，亦与增液辈；日深舌微干者，属下焦复脉法也（方见下焦）。勿轻与承气，轻与者肺燥而咳，脾滑而泄，热反不除，渴反甚也，百日死。（33）

阳明温病，渴甚者，雪梨浆沃之。（34）

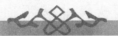

雪梨浆方法见前

阳明温病，下后微热，舌苔不退者，薄荷末拭之。（35）

阳明温病，斑疹，温痘，温疮，温毒，发黄，神昏谵语者，安宫牛黄丸主之。（36）

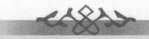

安宫牛黄丸方见上焦篇

风温、温热、温疫、温毒、冬温之在中焦，阳明病居多；湿温之在中焦，太阴病居多；暑温则各半也。（37）

暑温 伏暑

脉洪滑，面赤，身热，头晕，不恶寒，但恶热，舌上黄滑苔，渴欲凉饮，饮不解渴，得水则呕，按之胸下痛，小便短，大便闭者，阳明暑温，水结在胸也，小陷胸汤加枳实主之。（38）

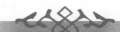

小陷胸加枳实汤方 苦辛寒法

黄连二钱　　　　瓜蒌三钱　　　　枳实二钱　　　　半夏五钱
急流水五杯，煮取二杯，分二次服。

阳明暑温，脉滑数，不食不饥不便，浊痰凝聚，心下痞者，半夏泻心汤去人参、干姜、大枣、甘草加枳实、杏仁主之。（39）

半夏泻心汤去干姜甘草加枳实杏仁方 苦辛寒法

半夏一两　　　黄连二钱　　　黄芩三钱　　　枳实二钱　　　杏仁三钱
水八杯，煮取三杯，分三次服。虚者，复纳人参二钱，大枣三枚。

阳明暑温，湿气已化，热结独存，口燥咽干，渴欲饮水，面目俱赤，舌燥黄，脉沉实者，小承气汤各等分下之。（40）

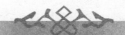

小承气汤方义并见前。此处不必以大黄为君，三物各等分可也

暑温蔓延三焦，舌滑微黄，邪在气分者，三石汤主之；邪气久留，舌绛苔少，热搏血分者，加味清宫汤主之；神识不清，热闭内窍者，先与紫雪丹，再与清宫汤。（41）

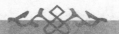

三石汤方

飞滑石三钱　　　生石膏五钱　　　寒水石三钱　　　杏仁三钱

竹茹二钱，炒　　银花三钱，花露更妙　　　　　　金汁一酒杯，冲

白通草二钱

水五杯，煮成二杯，分二次温服。

[方论]

此微苦辛寒兼芳香法也。盖肺病治法，微苦则降，过苦反过病所，辛凉所以清热，芳香所以败毒而化浊也。按三石，紫雪丹中之君药，取其得庚金之气，清热退暑利窍，兼走肺胃者也。杏仁、通草为宣气分之用，且通草直达膀胱，杏仁直达大肠。竹茹以竹之脉络，而通人之脉络。金汁、银花，败暑中之热毒。

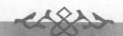

加味清宫汤方

即于前清宫汤内加知母三钱，银花二钱，竹沥五茶匙冲入。

中医四部经典大字版（第二版）

〔方论〕

此苦辛寒法也。清宫汤前已论之矣。加此三味者：知母泻阳明独胜之热，而保肺清金；银花败毒而清络；竹沥除胸中大热，止烦闷消渴。合清宫汤为暑延三焦血分之治也。

暑温、伏暑，三焦均受，舌灰白，胸痞闷，潮热呕恶，烦渴自利，汗出溺短者，杏仁滑石汤主之。（42）

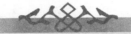

杏仁滑石汤方 苦辛寒法

杏仁三钱	滑石三钱	黄芩二钱	橘红一钱五分
黄连一钱	郁金二钱	通草一钱	厚朴二钱
半夏三钱			

水八杯，煮取三杯，分三次服。

寒 湿

湿之入中焦，有寒湿，有热湿，有自表传来，有水谷内蕴，有内外相合。其中伤也，有伤脾阳，有伤脾阴，有伤胃阳，有伤胃阴，有两伤脾胃，伤脾胃之阳者十常八九，伤脾胃之阴者十居一、二。彼此混淆，治不中窾，遗患无穷，临证细推，不可泛论。（43）

足太阴寒湿，痞结胸满，不饥不食，半苓汤主之。（44）

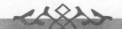

半苓汤方此苦辛淡渗法也

半夏五钱　　　　茯苓块五钱　　　川连一钱　　　　厚朴三钱

通草八钱，煎汤煮前药

　　水十二杯，煮通草成八杯，再入余药，煮成三杯，分三次服。

　　足太阴寒湿，腹胀，小便不利，大便溏而不爽，若欲滞下者，四苓加厚朴秦皮汤主之，五苓散亦主之。（45）

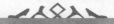

四苓加厚朴秦皮汤方苦温淡法

茅术三钱　　　厚朴三钱　　　　茯苓块五钱　　　猪苓四钱

秦皮二钱　　　泽泻四钱

　　水八杯，煮成八分三杯，分三次服。

五苓散甘温淡法

猪苓一两　　　　赤术一两　　　　茯苓一两　　　　泽泻一两六钱

桂枝五钱

　　共为细末，百沸汤和服三钱，日三服。

　　足太阴寒湿，四肢乍冷，自利，目黄，舌白滑，甚则灰，神倦不语，邪阻脾窍，舌謇语重，四苓加木瓜草果厚朴汤主之。（46）

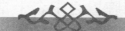

四苓加木瓜厚朴草果汤方苦热兼酸淡法

生于白术三钱　　猪苓一钱五分　　泽泻一钱五分　　赤苓块五钱

温病条辨

中医四部经典大字版（第二版）

木瓜一钱　　　　厚朴一钱　　　　草果八分　　　　半夏三钱

水八杯，煮取八分三杯，分三次服。阳素虚者，加附子二钱。

足太阴寒湿，舌灰滑，中焦滞痞，草果茵陈汤主之；面目俱黄，四肢常厥者，茵陈四逆汤主之。（47）

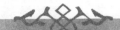

草果茵陈汤方苦辛温法

草果一钱　　　　茵陈三钱　　　　茯苓皮三钱　　　　厚朴二钱
广皮一钱五分　　猪苓二钱　　　　大腹皮二钱　　　　泽泻一钱五分

水五杯，煮取二杯，分二次服。

茵陈四逆汤方苦辛甘热复微寒法

附子三钱，炮　　　干姜五钱　　　　炙甘草二钱　　　　茵陈六钱

水五杯，煮取二杯。温服一杯，厥回，止后服；仍厥，再服；尽剂，厥不回，再作服。

足太阴寒湿，舌白滑，甚则灰，脉迟，不食，不寐，大便窒塞，浊阴凝聚，阳伤腹痛，痛甚则肢逆，椒附白通汤主之。（48）

椒附白通汤方

生附子三钱，炒黑　　　川椒二钱，炒黑　　　淡干姜二钱　　　葱白三茎
猪胆汁半烧酒杯，去渣后调入

水五杯，煮成二杯，分二次凉服。

［方论］

此苦辛热法复方也。苦与辛合，能降能通，非热不足以胜重寒而回阳。附子益太阳之标阳，补命门之真火，助少阳之火热。盖人之命火，与太阳之阳、少阳之阳旺，行水自速。三焦通利，湿不得停，焉能聚而为痛，故用附子以为君，火旺则土强。干姜温中逐湿痹，太阴经之本药；川椒燥湿，除胀消食，治心腹冷痛，故以二物为臣。葱白由内而达外，中空通阳最速，亦主腹痛，故以为之使。浊阴凝聚不散，有格阳之势，故反佐以猪胆汁。猪，水畜，属肾，以阴求阴也；胆乃甲木，从少阳，少阳主开泄，生发之机最速。此用仲景白通汤，与许学士椒附汤合而裁制者也。

阳明寒湿，舌白腐，肛坠痛，便不爽，不喜食，附子理中汤去甘草加广皮厚朴汤主之。（49）

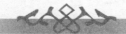

附子理中汤去甘草加厚朴广皮汤方 辛甘兼苦法

生茅术三钱　　　人参一钱五分　　　炮干姜一钱五分　　厚朴二钱
广皮一钱五分　　生附子一钱五分，炮黑

水五杯，煮取八分二杯，分二次服。

寒湿伤脾胃两阳，寒热，不饥，吞酸，形寒，或脘中痞闷，或酒客湿聚，苓姜术桂汤主之。（50）

苓姜术桂汤方 苦辛温法

茯苓块五钱　　　生姜三钱　　　炒白术三钱　　　桂枝三钱
水五杯，煮取八分二杯，分温再服。

湿伤脾胃两阳，既吐且利，寒热身痛，或不寒热，但腹中痛，名曰霍乱。寒多，不欲饮水者，理中汤主之。热多，欲饮水者，五苓散主之。吐利汗出，发热恶寒，四肢拘急，手足厥冷，四逆汤主之。吐利止而身痛不休者，宜桂枝汤小和之。（51）

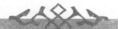

理中汤方甘热微苦法。此方分量以及后加减法，悉照《金匮》原文，用者临时斟酌

人参　　　　甘草　　　　白术　　　　干姜各三两

水八杯，煮取三杯，温服一杯，日三服。

加减法：若脐上筑者，肾气动也，去术，加桂四两。吐多者，去术，加生姜三两。下多者，还用术。悸者，加茯苓二两。渴欲饮水者，加术足前成四两半。腹中痛者，加人参足前成四两半。寒者，加干姜足前成四两半。腹满者，去术，加附子一枚。服汤后，如食顷，饮热粥一升许，微自汗，勿发揭衣被。

五苓散方见前

加减法：腹满者，加厚朴、广皮各一两。渴甚面赤，脉大紧而急，搧扇不知凉，饮冰不知冷，腹痛甚，时时躁烦者，格阳也，加干姜一两五钱（此条非仲景原文，余治验也）。

百沸汤和，每服五钱，日三服。

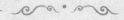

四逆汤方辛甘热法。分量临时斟酌

炙甘草二两　　　干姜一两半　　　生附子一枚，去皮　　　加人参一两

水五茶碗，煮取二碗，分二次服。

霍乱兼转筋者，五苓散加防己桂枝薏仁主之；寒甚，脉紧者，再加附子。（52）

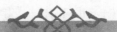

五苓散加防己桂枝薏仁方

即于前五苓散内加防己一两，桂枝一两半，足前成二两，薏仁二两。寒甚者，加附子大者一枚。杵为细末，每服五钱，百沸汤和，日三。剧者，日三夜一，得卧则勿令服。

卒中寒湿，内挟秽浊，眩冒欲绝，腹中绞痛，脉沉紧而迟，甚则伏，欲吐不得吐，欲利不得利，甚则转筋，四肢欲厥，俗名发痧，又名干霍乱。转筋者，俗名转筋火，古方书不载，蜀椒救中汤主之，九痛丸亦可服；语乱者，先服至宝丹，再与汤药。（53）

救中汤方苦辛通法

蜀椒三钱，炒出汗　　淡干姜四钱　　厚朴三钱　　槟榔二钱
广皮二钱

水五杯，煮取二杯，分二次服。兼转筋者，加桂枝三钱，防己五钱，薏仁三钱。厥者，加附子二钱。

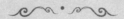

九痛丸方治九种心痛，苦辛甘热法

附子三两　　生狼牙一两　　人参一两　　干姜一两
吴茱萸一两　　巴豆一两，去皮心，熬碾如膏

蜜丸梧子大，酒下。强人初服三丸，日三服；弱者二丸。

兼治卒中恶，腹胀痛，口不能言；又治连年积冷，流注心胸痛，并冷冲上气，落马、坠车、血病等证皆主之。忌口如常法。

［方论］

《内经》有五脏胃腑心痛，并痰虫食积，即为九痛也。心痛之因，非风即寒，故以干姜、附子驱寒壮阳，吴茱萸能降肝脏浊阴下行，生狼牙善驱浮风，以巴豆驱逐痰虫陈滞之积，人参养正驱邪，因其药品气血皆入，补泻攻伐皆备，故治中恶腹胀痛等证。

附录《外台》走马汤：治中恶、心痛、腹胀、大便不通，苦辛热法。沈目南注云：中恶之证，俗谓绞肠乌痧，即秽臭恶毒之气，直从口鼻入于心胸肠胃脏腑，壅塞正气不行，故心痛腹胀，大便不通，是为实证，非似六淫侵入而有表里清浊之分，故用巴豆极热大毒峻猛之剂，急攻其邪，佐杏仁以利肺与大肠之气，使邪从后阴一扫尽除，则病得愈。若缓须臾，正气不通，营卫阴阳机息则死。是取通则不痛之义也。

巴豆二枚，去心皮，熬　杏仁二枚

上二味，以绵缠槌令碎，热汤二合，捻取白汁饮之，当下。老小强弱量之。通治飞尸鬼击病。

按《医方集解》中，治霍乱用阴阳水一法，有协和阴阳，使不相争之义。又治干霍乱用盐汤探吐一法，盖闭塞至极之证，除针灸之外，莫如吐法通阳最速。夫呕，厥阴气也；寒痛，太阳寒水气也；否，冬象也。冬令太阳寒水，得厥阴气至，风能上升，则一阳开泄，万象皆有生机矣。至针法，治病最速，取祸亦不缓，当于《甲乙经》中求之。非善针者，不可令针也。

立生丹治伤暑、霍乱、痧证、疟、痢、泄泻、心痛、胃痛、腹痛、吞吐酸水及一切阴寒之证、结胸、小儿寒痉

母丁香一两二钱　　沉香四钱　　茅苍术一两二钱　　明雄黄一两二钱

上为细末，用蟾酥八钱，铜锅内加火酒一小杯，化开，入前药末，丸绿豆大。每服二丸，小儿一丸，温水送下。又下死胎如神。凡被蝎蜂螫者，调涂立效。惟孕妇忌之。

此方妙在刚燥药中加芳香透络。蟾乃土之精，上应月魄，物之浊而灵者，其酥入络，以毒攻毒，而方又有所监制，故应手取效耳。

独胜散治绞肠痧痛急，指甲唇俱青，危在顷刻

马粪年久弥佳

不拘分两，瓦上焙干为末，老酒冲服二、三钱，不知，再作服。

此方妙在以浊攻浊。马性刚善走，在卦为乾，粪乃浊阴所结，其象圆，其性通，故能摩荡浊阴之邪，仍出下窍。忆昔年济南方切庵莅任九江，临行，一女子忽患痧证，就地滚嚎，声嘶欲绝。切庵云：偶因择日不谨，误犯红痧，或应此乎？余急授此方，求马粪不得，即用骡粪；并非陈者，亦随手奏功。

湿　温（附疟、痢、疸、痹）

湿热上焦未清，里虚内陷，神识如蒙，舌滑脉缓，人参泻心

汤加白芍主之。（54）

人参泻心汤方苦辛寒兼甘法

人参二钱　　　干姜二钱　　　黄连一钱五分　　　黄芩一钱五分

枳实一钱　　　生白芍二钱

　　水五杯，煮取二杯，分二次服。渣再煮一杯服。

　　湿热受自口鼻，由募原直走中道，不饥不食，机窍不灵，三香汤主之。（55）

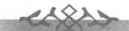

三香汤方微苦微辛微寒兼芳香法

栝楼皮三钱　　　桔梗三钱　　　黑山栀二钱　　　枳壳二钱

郁金二钱　　　香豉二钱　　　降香末三钱

　　水五杯，煮取二杯，分二次温服。

[方论]

　　按此证由上焦而来，其机尚浅，故用楼皮、桔梗、枳壳微苦微辛开上，山栀轻浮微苦清热，香豉、郁金、降香化中上之秽浊而开郁。上条以下焦为邪之出路，故用重；此条以上焦为邪之出路，故用轻；以下三焦均受者，则用分消。彼此互参，可以知叶氏之因证制方，心灵手巧处矣！惜散见于案中而人多不察，兹特为拈出，以概其余。

　　吸受秽湿，三焦分布，热蒸头胀，身痛呕逆，小便不通，神识昏迷，舌白，渴不多饮，先宜芳香通神利窍，安宫牛黄丸；继

用淡渗分消浊湿，茯苓皮汤。（56）

安宫牛黄丸方法见前

茯苓皮汤淡渗兼微辛微凉法

茯苓皮五钱　　　生薏仁五钱　　　猪苓三钱　　　　大腹皮三钱
白通草三钱　　　淡竹叶二钱
　　水八杯，煮取三杯，分三次服。

阳明湿温，气壅为哕者，新制橘皮竹茹汤主之。（57）

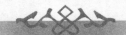

新制橘皮竹茹汤苦辛通降法

橘皮三钱　　　　竹茹三钱　　　　柿蒂七枚　　　　姜汁三茶匙，冲
　　水五杯，煮取二杯，分二次温服；不知，再作服。有痰火者，加
竹沥、栝楼霜。有瘀血者，加桃仁。

　　三焦湿郁，升降失司，脘连腹胀，大便不爽，一加减正气散
主之。（58）

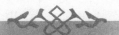

一加减正气散方

藿香梗二钱　　　厚朴二钱　　　　杏仁二钱　　　　茯苓皮二钱
广皮一钱　　　　神曲一钱五分　　麦芽一钱五分　　绵茵陈二钱
大腹皮一钱
　　水五杯，煮二杯，再服。

温病条辨

中医四部经典大字版（第二版）

［方论］

正气散本苦辛温兼甘法，今加减之，乃苦辛微寒法也。去原方之紫苏、白芷，无须发表也。去甘、桔，此证以中焦为扼要，不必提上焦也。只以藿香化浊，厚朴、广皮、茯苓、大腹泻湿满，加杏仁利肺与大肠之气，神曲、麦芽升降脾胃之气，茵陈宣湿郁而动生发之气。藿香但用梗，取其走中不走外也。茯苓但用皮，以诸皮皆凉，泻湿热独胜也。

湿郁三焦，脘闷，便溏，身痛，舌白，脉象模糊，二加减正气散主之。（59）

中焦篇

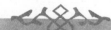

二加减正气散苦辛淡法

藿香梗三钱	广皮二钱	厚朴二钱	茯苓皮三钱
木防己三钱	大豆黄卷二钱	川通草一钱五分	薏苡仁三钱

水八杯，煮三杯，三次服。

秽湿着里，舌黄脘闷，气机不宣，久则酿热，三加减正气散主之。（60）

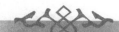

三加减正气散方苦辛寒法

藿香三钱，连梗叶	茯苓皮三钱	厚朴二钱	广皮一钱五分
杏仁三钱	滑石五钱		

水五杯，煮二杯，再服。

秽湿着里，邪阻气分，舌白滑，脉右缓，四加减正气散主

之。（61）

四加减正气散方苦辛温法

藿香梗三钱　　厚朴二钱　　　茯苓三钱　　　广皮一钱五分
草果一钱　　　楂肉五钱，炒　神曲二钱

　　水五杯，煮二杯，渣再煮一杯，三次服。

　　秽湿着里，脘闷便泄，五加减正气散主之。（62）

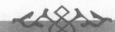

五加减正气散苦辛温法

藿香梗二钱　　广皮一钱五分　茯苓块三钱　　　厚朴二钱
大腹皮一钱五分　谷芽一钱　　苍术二钱

　　水五杯，煮二杯，日再服。

　　脉缓身痛，舌淡黄而滑，渴不多饮，或竟不渴，汗出热解，继而复热，内不能运水谷之湿，外复感时令之湿，发表攻里，两不可施，误认伤寒，必转坏证，徒清热则湿不退，徒祛湿则热愈炽，黄芩滑石汤主之。（63）

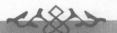

黄芩滑石汤方苦辛寒法

黄芩三钱　　　滑石三钱　　　茯苓皮三钱　　大腹皮二钱
白蔻仁一钱　　通草一钱　　　猪苓三钱

　　水六杯，煮取二杯，渣再煮一杯，分温三服。

　　阳明湿温，呕而不渴者，小半夏加茯苓汤主之；呕甚而痞者，

半夏泻心汤去人参、干姜、大枣、甘草，加枳实、生姜主之。（64）

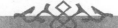

小半夏加茯苓汤

半夏六钱　　　茯苓六钱　　　生姜四钱

水五杯，煮取二杯，分二次服。

半夏泻心汤去人参干姜甘草大枣加枳实生姜方

半夏六钱　　　黄连二钱　　　黄芩三钱　　　枳实三钱

生姜三钱

水八杯，煮取三杯，分三次服。虚者，复纳人参、大枣。

湿聚热蒸，蕴于经络，寒战热炽，骨骱烦疼，舌色灰滞，面目痿黄，病名湿痹，宣痹汤主之。（65）

宣痹汤方苦辛通法

防己五钱　　　杏仁五钱　　　滑石五钱　　　连翘三钱

山栀三钱　　　薏苡五钱　　　半夏三钱，醋炒　　晚蚕沙三钱

赤小豆皮三钱，赤小豆乃五谷中之赤小豆，味酸肉赤，凉水浸取皮用，非药肆中之赤小豆。药肆中之赤豆乃广中野豆，赤皮蒂黑肉黄，不入药者也。

水八杯，煮取三杯，分温三服。痛甚，加片子姜黄二钱，海桐皮三钱。

湿郁经脉，身热身痛，汗多自利，胸腹白疹，内外合邪，纯辛走表，纯苦清热，皆在所忌，辛凉淡法，薏苡竹叶散主之。（66）

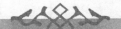

薏苡竹叶散方 辛凉淡法，亦轻以去实法

薏苡五钱　　　　竹叶三钱　　　飞滑石五钱　　　白蔻仁一钱五分

连翘三钱　　　　茯苓块五钱　　白通草一钱五分

共为细末，每服五钱，日三服。

风暑寒湿，杂感混淆，气不主宣，咳嗽头胀，不饥舌白，肢体若废，杏仁薏苡汤主之。（67）

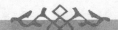

杏仁薏苡汤 苦辛温法

杏仁三钱　　　　薏苡三钱　　　桂枝五分　　　　生姜七分

厚朴一钱　　　　半夏一钱五分　防己一钱五分　　白蒺藜二钱

水五杯，煮三杯，渣再煮一杯，分温三服。

暑湿痹者，加减木防己汤主之。（68）

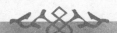

加减木防己汤 辛温辛凉复法

防己六钱　　　　桂枝三钱　　　石膏六钱　　　　杏仁四钱

滑石四钱　　　　白通草二钱　　薏仁三钱

水八杯，煮取三杯，分温三服。见小效，不即退者，加重服，日三夜一。

湿热不解，久酿成疸，古有成法，不及备载，聊列数则，以备规矩 下疸、痢等证仿此。（69）

夏秋疸病，湿热气蒸，外干时令，内蕴水谷，必以宣通气分为要，失治则为肿胀。由黄疸而肿胀者，苦辛淡法，二金汤主之。（70）

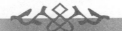

二金汤方苦辛淡法

鸡内金五钱　　　海金沙五钱　　　厚朴三钱　　　大腹皮三钱

猪苓三钱　　　白通草二钱

　　水八杯，煮取三杯，分三次温服。

诸黄疸小便短者，茵陈五苓散主之。（71）

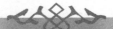

茵陈五苓散五苓散方见前。五苓散系苦辛温法，今茵陈倍五苓，乃苦辛微寒法

茵陈末十分　　　五苓散五分

　　共为细末，和匀，每服三钱，日三服。

　　《金匮》方不及备载，当于本书研究，独采此方者，以其为实证通治之方，备外风内湿一则也。

黄疸脉沉，中痞恶心，便结溺赤，病属三焦里证，杏仁石膏汤主之。（72）

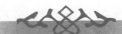

杏仁石膏汤方苦辛寒法

杏仁五钱　　　石膏八钱　　　半夏五钱　　　山栀三钱

黄柏三钱　　　枳实汁每次三茶匙，冲　　　姜汁每次三茶匙，冲

　　水八杯，煮取三杯，分三次服。

素积劳倦，再感湿温，误用发表，身面俱黄，不饥溺赤，连翘赤豆饮煎送保和丸。（73）

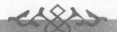

连翘赤豆饮方 苦辛微寒法

连翘二钱　　　　山栀一钱　　　　通草一钱　　　　赤豆二钱

花粉一钱　　　　香豆豉一钱

　　煎送保和丸三钱。

保和丸方 苦辛温平法

山楂　　　神曲　　　茯苓　　　陈皮　　　卜子　　　连翘　　　半夏

　　湿甚为热，疟邪痞结心下，舌白口渴，烦躁自利，初身痛，继则心下亦痛，泻心汤主之。（74）

　　疟家湿疟，忌用发散，苍术白虎汤加草果主之。（75）

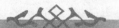

苍术白虎汤加草果方 辛凉复苦温法

　　即前白虎汤内加苍术、草果。

　　背寒，胸中痞结，疟来日晏，邪渐入阴，草果知母汤主之。（76）

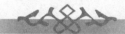

草果知母汤方 苦辛寒兼酸法

草果一钱五分　　　知母二钱　　　　半夏三钱　　　　厚朴二钱

黄芩一钱五分　　乌梅一钱五分　　花粉一钱五分　　姜汁五匙，冲

水五杯，煮取二杯，分二次温服。

疟伤胃阳，气逆不降，热劫胃液，不饥不饱，不食不便，渴不欲饮，味变酸浊，加减人参泻心汤主之。（77）

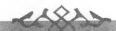

加减人参泻心汤 苦辛温复咸寒法

人参二钱　　　黄连一钱五分　　枳实一钱　　　干姜一钱五分
生姜二钱　　　牡蛎二钱

水五杯，煮取二杯，分二次温服。

疟伤胃阴，不饥不饱，不便，潮热，得食则烦热愈加，津液不复者，麦冬麻仁汤主之。（78）

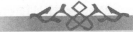

麦冬麻仁汤方 酸甘化阴法

麦冬五钱，连心　　火麻仁四钱　　生白芍四钱　　何首乌三钱
乌梅肉二钱　　　知母二钱

水八杯，煮取三杯，分三次温服。

太阴脾疟，寒起四末，不渴多呕，热聚心胸，黄连白芍汤主之；烦躁甚者，可另服牛黄丸一丸。（79）

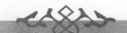

黄连白芍汤方 苦辛寒法

黄连二钱　　　黄芩二钱　　　半夏三钱　　　枳实一钱五分

白芍三钱　　　姜汁五匙，冲

　水八杯，煮取三杯，分三次温服。

　　太阴脾疟，脉濡寒热，疟来日迟，腹微满，四肢不暖，露姜饮主之。（80）

露姜饮方 甘温复甘凉法

人参一钱　　　生姜一钱

　水两杯半，煮成一杯，露一宿，重汤温服。

　　太阴脾疟，脉弦而缓，寒战，甚则呕吐噫气，腹鸣溏泄，苦辛寒法不中与也；苦辛温法，加味露姜饮主之。（81）

加味露姜饮方 苦辛温法

人参一钱　　　半夏二钱　　　草果一钱　　　生姜二钱

广皮一钱　　　青皮一钱，醋炒

　水二杯半，煮成一杯，滴荷叶露三匙，温服，渣再煮一杯服。

　　中焦疟，寒热久不止，气虚留邪，补中益气汤主之。（82）

中医四部经典大字版（第二版）

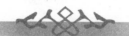

补中益气汤方

炙黄芪一钱五分　　人参一钱　　　　炙甘草一钱　　　白术一钱，炒

广皮五分　　　　　当归五分　　　　升麻三分，炙　　柴胡三分，炙

生姜三片　　　　　大枣二枚，去核

　　水五杯，煮取二杯，渣再煮一杯，分温三服。

　　脉左弦，暮热早凉，汗解渴饮，少阳疟偏于热重者，青蒿鳖甲汤主之。（83）

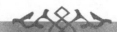

青蒿鳖甲汤方苦辛咸寒法

青蒿三钱　　　　知母二钱　　　　桑叶二钱　　　　鳖甲五钱

丹皮二钱　　　　花粉二钱

　　水五杯，煮取二杯。疟来前，分二次温服。

　　少阳疟如伤寒证者，小柴胡汤主之。渴甚者，去半夏，加栝楼根；脉弦迟者，小柴胡加干姜陈皮汤主之。（84）

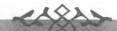

小柴胡汤方苦辛甘温法

柴胡三钱　　　　黄芩一钱五分　　半夏二钱　　　　人参一钱

炙甘草一钱五分　生姜三片　　　　大枣二枚，去核

　　水五杯，煮取二杯，分二次温服。加减如《伤寒论》中法。渴甚者，去半夏，加栝楼根三钱。

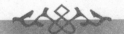

小柴胡加干姜陈皮汤方 苦辛温法

即于小柴胡汤内加干姜二钱，陈皮二钱。

水八杯，煮取三杯，分三次温服。

舌白脘闷，寒起四末，渴喜热饮，湿蕴之故，名曰湿疟，厚朴草果汤主之。（85）

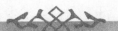

厚朴草果汤方 苦辛温法

厚朴一钱五分　　　杏仁一钱五分　　　草果一钱　　　　　半夏二钱

茯苓块三钱　　　广皮一钱

水五杯，煮取二杯，分二次温服。

湿温内蕴，夹杂饮食停滞，气不得运，血不得行，遂成滞下，俗名痢疾，古称重证，以其深入脏腑也。初起腹痛胀者，易治；日久不痛并不胀者，难治。脉小弱者，易治；脉实大数者，难治。老年久衰，实大小弱并难治，脉调和者易治。日数十行者易治；一二行或有或无者难治。面色便色鲜明者易治，秽暗者难治。噤口痢属实者尚可治，属虚者难治。先滞后利者易治，先利后滞者难治。先滞后利后疟者易治，先疟后滞者难治。本年新受者易治；上年伏暑，酒客积热，老年阳虚积湿者难治。季胁少腹无动气疝瘕者易治，有者难治。（86）

自利不爽，欲作滞下，腹中拘急，小便短者，四苓合芩芍汤主之。（87）

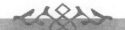

四苓合芩芍汤方 苦辛寒法

苍术二钱 　　猪苓二钱 　　茯苓二钱 　　泽泻二钱

白芍二钱 　　黄芩二钱 　　广皮一钱五分 　　厚朴二钱

木香一钱

水五杯，煮取二杯，分二次温服，久痢不在用之。

暑湿风寒杂感，寒热迭作，表证正盛，里证复急，腹不和而滞下者，活人败毒散主之。（88）

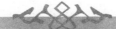

活人败毒散 辛甘温法

羌活 　　独活 　　茯苓 　　川芎 　　枳壳 　　柴胡

人参 　　前胡 　　桔梗 以上各一两 　　甘草五钱

共为细末，每服二钱，水一杯，生姜三片，煎至七分，顿服之。热毒冲胃禁口者，本方加陈仓米各等分，名仓廪散，服法如前，加一倍。噤口属虚者，勿用之。

滞下已成，腹胀痛，加减芩芍汤主之。（89）

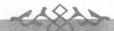

加减芩芍汤方 苦辛寒法

白芍三钱 　　黄芩二钱 　　黄连一钱五分 　　厚朴二钱

木香一钱，煨 　　广皮二钱

水八杯，煮取三杯，分三次温服。忌油腻、生冷。

加减法：肛坠者，加槟榔二钱。腹痛甚欲便，便后痛减，再痛再便者，白滞加附子一钱五分，酒炒大黄三钱；红滞加肉桂一钱五分，酒炒大黄三钱，通爽后即止，不可频下。如积未净，当减其制，红积加归尾一钱五分，红花一钱，桃仁二钱。舌浊脉实有食积者，加楂肉一钱五分，神曲二钱，枳壳一钱五分。湿重者，目黄舌白不渴，加茵陈三钱，白通草一钱，滑石一钱。

滞下湿热内蕴，中焦痞结，神识昏乱，泻心汤主之。（90）

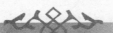

泻心汤方法并见前

滞下红白，舌色灰黄，渴不多饮，小溲不利，滑石藿香汤主之。（91）

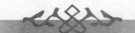

滑石藿香汤方辛淡合芳香法

| 飞滑石三钱 | 白通草一钱 | 猪苓二钱 | 茯苓皮三钱 |
| 藿香梗二钱 | 厚朴二钱 | 白蔻仁一钱 | 广皮一钱 |

水五杯，煮取二杯，分二次服。

湿温下利，脱肛，五苓散加寒水石主之。（92）

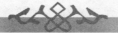

五苓散加寒水石方辛温淡复寒法

即于五苓散内加寒水石三钱，如服五苓散法。久痢不在用之。

久痢阳明不阖，人参石脂汤主之。（93）

温病条辨　中医四部经典大字版（第二版）

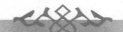

人参石脂汤方辛甘温合涩法，即桃花汤之变法也

人参三钱　　　赤石脂三钱，细末　　　炮姜二钱　　　　白粳米一合，炒

水五杯，先煮人参、白米、炮姜令浓，得二杯，后调石脂细末，和匀，分二次服。

自利腹满，小便清长，脉濡而小，病在太阴，法当温脏，勿事通腑，加减附子理中汤主之。（94）

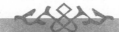

加减附子理中汤方苦辛温法

白术三钱　　　附子二钱　　　　干姜二钱　　　　茯苓三钱
厚朴二钱

水五杯，煮取二杯，分二次温服。

自利不渴者属太阴，甚则哕（俗名呃忒），冲气逆，急救土败，附子粳米汤主之。（95）

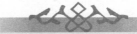

附子粳米汤方苦辛热法

人参三钱　　　附子二钱　　　　炙甘草二钱　　　粳米一合
干姜二钱

水五杯，煮取二杯，渣再煮一杯，分三次温服。

疟邪热气，内陷变痢，久延时日，脾胃气衰，面浮腹膨，里急肛坠，中虚伏邪，加减小柴胡汤主之。（96）

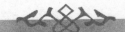

加减小柴胡汤_{苦辛温法}

柴胡三钱　　　　　黄芩二钱　　　　　人参一钱　　　丹皮一钱

白芍二钱，炒　　　当归一钱五分，土炒　　　　　谷芽一钱五分

山楂一钱五分，炒

水八杯，煮取三杯，分三次温服。

春温内陷下痢，最易厥脱，加减黄连阿胶汤主之。（97）

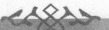

加减黄连阿胶汤_{甘寒苦寒合化阴气法}

黄连三钱　　　阿胶三钱　　　黄芩二钱　　　炒生地四钱

生白芍五钱　　　炙甘草一钱五分

水八杯，煮取三杯，分三次温服。

气虚下陷，门户不藏，加减补中益气汤主之。（98）

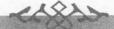

加减补中益气汤_{甘温法}

人参二钱　　　黄芪二钱　　　广皮一钱　　　炙甘草一钱

归身二钱　　　炒白芍三钱　　　防风五分　　　升麻三分

水八杯，煮取三杯，分三次温服。

内虚下陷，热利下重，腹痛，脉左小右大，加味白头翁汤主之。（99）

加味白头翁汤 苦寒法

白头翁三钱　　　秦皮二钱　　　黄连二钱　　　黄柏二钱

白芍二钱　　　黄芩三钱

　　水八杯，煮取三杯，分三次服。

秋　燥

燥伤胃阴，五汁饮主之，玉竹麦门冬汤亦主之。（100）

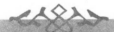

五汁饮 方法并见前

玉竹麦门冬汤 甘寒法

玉竹三钱　　　麦冬三钱　　　沙参二钱　　　生甘草一钱

　　水五杯，煮取二杯，分二次服。土虚者，加生扁豆；气虚者，加人参。

胃液干燥，外感已净者，牛乳饮主之。（101）

牛乳饮甘寒法

牛乳一杯

重汤炖熟，顿服之。甚者，日再服。

燥证气血两燔者，玉女煎主之。（102）

玉女煎方见上焦篇

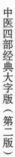

下焦篇

风温　温热　温疫　温毒　冬温

　　风温、温热、温疫、温毒、冬温，邪在阳明久羁，或已下，或未下，身热面赤，口干舌燥，甚则齿黑唇裂，脉沉实者，仍可下之；脉虚大，手足心热甚于手足背者，加减复脉汤主之。（1）

　　温病误表，津液被劫，心中震震，舌强神昏，宜复脉法复其津液，舌上津回则生；汗自出，中无所主者，救逆汤主之。（2）

　　温病耳聋，病系少阴，与柴胡汤者必死，六七日以后，宜复脉辈复其精。（3）

劳倦内伤，复感温病，六、七日以外不解者，宜复脉法。（4）

温病已汗而不得汗，已下而热不退，六、七日以外，脉尚躁盛者，重与复脉汤。（5）

温病误用升散，脉结代，甚则脉两至者，重与复脉，虽有他证，后治之。（6）

汗下后，口燥咽干，神倦欲眠，舌赤苔老，与复脉汤。（7）

热邪深入，或在少阴，或在厥阴，均宜复脉。（8）

加减复脉汤方 甘润存津法

炙甘草六钱　　　干地黄六钱　　　生白芍六钱　　　麦冬五钱，不去心

阿胶三钱　　　麻仁三钱

水八杯，煮取八分三杯，分三次服。剧者加甘草至一两，地黄、白芍八钱，麦冬七钱，日三，夜一服。

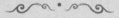

救逆汤方 镇摄法

即于加减复脉汤内去麻仁，加生龙骨四钱，生牡蛎八钱，煎如复脉法。脉虚大欲散者，加人参二钱。

下后大便溏甚，周十二时三、四行，脉仍数者，未可与复脉汤，一甲煎主之；服一二日，大便不溏者，可与一甲复脉汤。（9）

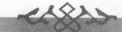

一甲煎 咸寒兼涩法

生牡蛎二两，碾细

水八杯，煮取三杯，分温三服。

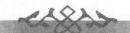

一甲复脉汤方

即于加减复脉汤内，去麻仁，加牡蛎一两。

下焦温病，但大便溏者，即与一甲复脉汤。（10）

少阴温病，真阴欲竭，壮火复炽，心中烦，不得卧者，黄连阿胶汤主之。（11）

黄连阿胶汤方苦甘咸寒法

黄连四钱　　　黄芩一钱　　　阿胶三钱　　　白芍一钱
鸡子黄二枚

　　水八杯，先煮三物，取三杯，去滓，内胶烊尽，再内鸡子黄，搅令相得，日三服。

夜热早凉，热退无汗，热自阴来者，青蒿鳖甲汤主之。（12）

青蒿鳖甲汤方辛凉合甘寒法

青蒿二钱　　　鳖甲五钱　　　细生地四钱　　　知母二钱
丹皮三钱

　　水五杯，煮取二杯，日再服。

热邪深入下焦，脉沉数，舌干齿黑，手指但觉蠕动，急防痉厥，二甲复脉汤主之。（13）

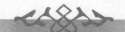

二甲复脉汤方 咸寒甘润法

即于加减复脉汤内，加生牡蛎五钱，生鳖甲八钱。

下焦温病，热深厥甚，脉细促，心中憺憺大动，甚则心中痛者，三甲复脉汤主之。（14）

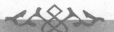

三甲复脉汤方 同二甲汤法

即于二甲复脉汤内，加生龟板一两。

既厥且哕（俗名呃忒），脉细而劲，小定风珠主之。（15）

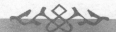

小定风珠方 甘寒咸法

鸡子黄一枚，生用　　真阿胶二钱　　生龟板六钱　　童便一杯
淡菜三钱

　　水五杯，先煮龟板、淡菜，得二杯，去滓。入阿胶，上火烊化，内鸡子黄，搅令相得，再冲童便，顿服之。

热邪久羁，吸烁真阴，或因误表，或因妄攻，神倦瘛疭，脉气虚弱，舌绛苔少，时时欲脱者，大定风珠主之。（16）

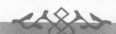

大定风珠方 酸甘咸法

生白芍六钱　　阿胶三钱　　生龟板四钱　　干地黄六钱

麻仁二钱　　　五味子二钱　　　生牡蛎四钱　　　麦冬六钱，连心
炙甘草四钱　　　鸡子黄二枚，生　　　鳖甲四钱，生

水八杯，煮取三杯，去滓，再入鸡子黄，搅令相得，分三次服。喘加人参，自汗者加龙骨、人参、小麦，悸者加茯神、人参、小麦。

壮火尚盛者，不得用定风珠、复脉。邪少虚多者，不得用黄连阿胶汤。阴虚欲痉者，不得用青蒿鳖甲汤。（17）

痉厥神昏，舌短烦躁，手少阴证未罢者，先与牛黄、紫雪辈，开窍搜邪。再与复脉汤存阴，三甲潜阳。临证细参，勿致倒乱。（18）

邪气久羁，肌肤甲错，或因下后邪欲溃，或因存阴得液蒸汗，正气已虚，不能即出，阴阳互争而战者，欲作战汗也，复脉汤热饮之。虚盛者加人参。肌肉尚盛者，但令静，勿妄动也。（19）

时欲漱口不欲咽，大便黑而易者，有瘀血也，犀角地黄汤主之。（20）

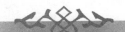

犀角地黄汤方甘咸微苦法

干地黄一两　　　生白芍三钱　　　丹皮三钱　　　犀角三钱
水五杯，煮取二杯，分二次服，渣再煮一杯服。

少腹坚满，小便自利，夜热昼凉，大便闭，脉沉实者，蓄血也，桃仁承气汤主之，甚则抵当汤。（21）

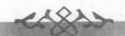

桃仁承气汤方苦辛咸寒法

大黄五钱　　　　芒硝二钱　　　　桃仁三钱　　　　当归三钱

芍药三钱　　　　丹皮三钱

　　水八杯，煮取三杯，先服一杯。得下止后服，不知，再服。

抵当汤方飞走攻络苦咸法

大黄五钱　　　蛀虫二十枚，炙干为末　　　桃仁五钱　　　水蛭五分，炙干为末

　　水八杯，煮取三杯，先服一杯，得下止后服，不知，再服。

　　温病脉法当数，今反不数而濡小者，热撤里虚也。里虚下利
稀水，或便脓血者，桃花汤主之。（22）

桃花汤方甘温兼涩法

赤石脂一两，半整用，煎；半为细末，调　　　炮姜五钱　　　白粳米二合

　　水八杯，煮取三杯，去渣，入石脂末一钱五分，分三次服。若一
服愈，余勿服。虚甚者加人参。

　　温病七、八日以后，脉虚数，舌绛苔少，下利日数十行，完
谷不化，身虽热者，桃花粥主之。（23）

桃花粥方甘温兼涩法

人参三钱　　　　炙甘草三钱　　　赤石脂六钱，细末　　　白粳米二合

温病条辨

中医四部经典大字版（第二版）

水十杯，先煮参、草，得六杯，去渣，再入粳米，煮得三杯，纳石脂末三钱，顿服之。利不止，再服第二杯，如上法，利止停后服。或先因过用寒凉，脉不数、身不热者，加干姜三钱。

温病少阴下利，咽痛，胸满，心烦者，猪肤汤主之。（24）

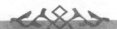

猪肤汤方 甘润法

猪肤一斤，用白皮，从内刮去肥，令如纸薄

上一味，以水一斗，煮取五升，去渣，加白蜜一升、白米粉五合，熬香，和令相得。

温病少阴咽痛者，可与甘草汤；不差者，与桔梗汤。（25）

甘草汤方 甘缓法

甘草二两

上一味，以水三升，煮取一升半，去渣，分温再服。

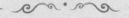

桔梗汤方 苦辛甘开提法

甘草二两　　　桔梗二两

法同前。

温病入少阴，呕而咽中伤，生疮不能语，声不出者，苦酒汤主之。（26）

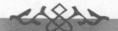

苦酒汤方 酸甘微辛法

半夏二钱，制　　　鸡子一枚，去黄，内上苦酒鸡子壳中

上二味，内半夏着苦酒中，以鸡子壳置刀环中，安火上，令三沸，去渣，少少含咽之。不差，更作三剂。

妇女温病，经水适来，脉数耳聋，干呕烦渴，辛凉退热，兼清血分，甚至十数日不解，邪陷发痉者，竹叶玉女煎主之。（27）

竹叶玉女煎方 辛凉合甘寒微苦法

生石膏六钱　　　干地黄四钱　　　麦冬四钱　　　　知母二钱
牛膝二钱　　　竹叶三钱

水八杯，先煮石膏、地黄，得五杯，再入余四味，煮成二杯，先服一杯，候六时覆之，病解停后服，不解再服。

热入血室，医与两清气血，邪去其半，脉数，余邪不解者，护阳和阴汤主之。（28）

护阳和阴汤方 甘凉甘温复法，偏于甘凉，即复脉汤法也

白芍五钱　　　炙甘草二钱　　　人参二钱　　　　麦冬二钱，连心，炒
干地黄三钱，炒

水五杯，煮取二杯，分二次温服。

温病条辨

中医四部经典大字版（第二版）

热入血室，邪去八、九，右脉虚数，暮微寒热者，加减复脉汤，仍用参主之。（29）

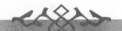

加减复脉汤仍用参方

即于前复脉汤内，加人参三钱。

热病经水适至，十余日不解，舌痿饮冷，心烦热，神气忽清忽乱，脉右长左沉，瘀热在里也，加减桃仁承气汤主之。（30）

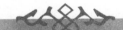

加减桃仁承气汤方苦辛走络法

大黄三钱，制　　桃仁三钱，炒　　细生地六钱　　　丹皮四钱
泽兰二钱　　　　人中白二钱

水八杯，煮取三杯，先服一杯，候六时，得下黑血。下后神清渴减，止后服，不知，渐进。

温病愈后，嗽稀痰而不咳，彻夜不寐者，半夏汤主之。（31）

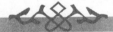

半夏汤方辛甘淡法

半夏八钱，制
秫米二两，即俗所谓高粱是也，古人谓之稷，今或名为芦穄，如南方难得，则以薏仁代之。

水八杯，煮取三杯，分三次温服。

饮退得寐，舌滑，食不进者，半夏桂枝汤主之。（32）

半夏桂枝汤方 辛温甘淡法

半夏六钱　　　　　秫米一两　　　　　白芍六钱

桂枝四钱，虽云桂枝汤，却用小建中汤法。桂枝少于白芍者，表里异治也

炙甘草一钱　　　　生姜三钱　　　　　大枣二枚，去核

水八杯，煮取三杯，分温三服。

温病解后，脉迟，身凉如水，冷汗自出者，桂枝汤主之。（33）

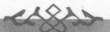

桂枝汤方 见上焦篇。但此处用桂枝，分量与芍药等，不必多于芍药也；亦不必啜

粥再令汗出，即仲景以桂枝汤小和之法是也

温病愈后，面色萎黄，舌淡，不欲饮水，脉迟而弦，不食者，小建中汤主之。（34）

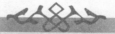

小建中汤方 甘温法

白芍六钱，酒炒　　桂枝四钱　　　甘草三钱，炙　　　生姜三钱

大枣二枚，去核　　胶饴五钱

水八杯，煮取三杯，去渣，入胶饴，上火烊化，分温三服。

温病愈后，或一月，至一年，面微赤，脉数，暮热，常思饮，不欲食者，五汁饮主之，牛乳饮亦主之。病后肌肤枯燥，小便溺管痛，或微燥咳，或不思食，皆胃阴虚也，与益胃、五汁辈。（35）

温病条辨

中医四部经典大字版（第二版）

五汁饮、牛乳饮方 并见前秋燥门

益胃汤 见中焦篇

暑温　伏暑

暑邪深入少阴消渴者，连梅汤主之；入厥阴麻痹者，连梅汤主之；心热，烦躁神迷甚者，先与紫雪丹，再与连梅汤。（36）

连梅汤方 酸甘化阴酸苦泄热法

云连二钱　　　乌梅三钱，去核　　　麦冬三钱，连心　　　生地三钱
阿胶二钱

　　水五杯，煮取二杯，分二次服。脉虚大而芤者，加人参。

暑邪深入厥阴，舌灰，消渴，心下板实，呕恶吐蛔，寒热，下利血水，甚至声音不出，上下格拒者，椒梅汤主之。（37）

椒梅汤方 酸苦复辛甘法，即仲景乌梅圆法也，方义已见中焦篇

黄连二钱　　　黄芩二钱　　　　干姜二钱　　　白芍三钱，生

川椒三钱，炒黑　　黑乌梅三钱，去核　　人参二钱　　枳实一钱五分

半夏二钱

水八杯，煮取三杯，分三次服。

暑邪误治，胃口伤残，延及中下，气塞填胸，燥乱口渴，邪结内踞，清浊交混者，来复丹主之。（38）

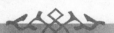

来复丹方酸温法

太阴元精石一两　　　　　　　　　　　　　舶上硫黄一两

硝石一两，同硫黄为末，微火炒，结砂子大橘红二钱　　青皮二钱，去白

五灵脂二钱，澄去砂，炒令烟尽

［方论］

晋三王氏云：《易》言一阳来复于下，在人则为少阳生气所出之脏。病上盛下虚，则阳气去，生气竭，此丹能复阳于下，故曰来复。元精石乃盐卤至阴之精，硫黄乃纯阳石火之精，寒热相配，阴阳互济，有扶危拯逆之功；硝石化硫为水，亦可佐元、硫以降逆；灵脂引经入肝最速，能引石性内走厥阴，外达少阳，以交阴阳之枢纽；使以橘红、青皮者，纳气必先利气，用以为肝胆之向导也。

暑邪久热，寝不安，食不甘，神识不清，阴液元气两伤者，三才汤主之。（39）

温病条辨

中医四部经典大字版（第二版）

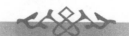

三才汤方 甘凉法

人参三钱　　　　天冬二钱　　　　干地黄五钱

　　水五杯，浓煎两杯，分二次温服。欲复阴者，加麦冬、五味子；欲复阳者，加茯苓、炙甘草。

　　畜血，热入血室，与温热同法。（40）

　　伏暑、湿温胁痛，或咳，或不咳，无寒，但潮热，或竟寒热如疟状，不可误认柴胡证，香附旋覆花汤主之；久不解者，间用控涎丹。（41）

香附旋覆花汤方 苦辛淡合芳香开络法

生香附三钱　　　　旋覆花三钱，绢包　　　　苏子霜三钱　　　　广皮二钱
半夏五钱　　　　茯苓块三钱　　　　薏仁五钱

　　水八杯，煮取三杯，分三次温服。腹满者，加厚朴；痛甚者，加降香末。

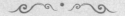

控涎丹方 苦寒从治法

甘遂去心，制　　　　大戟去皮，制　　　　白芥子

　　上等分为细末，神曲糊为丸，梧子大，每服九丸，姜汤下。壮者加之，羸者减之，以知为度。

寒　湿（附便血、咳嗽、疝瘕）

湿之为物也，在天之阳时为雨露，阴时为霜雪，在山为泉，在川为水，包含于土中者为湿。其在人身也，上焦与肺合，中焦与脾合，其流于下焦也，与少阴癸水合。（42）

湿久不治，伏足少阴，舌白身痛，足跗浮肿，鹿附汤主之。（43）

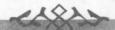

鹿附汤方 苦辛咸法

鹿茸五钱　　　附子三钱　　　草果一钱　　　菟丝子三钱
茯苓五钱
　　水五杯，煮取二杯，日再服，渣再煮一杯服。

湿久，脾阳消乏，肾阳亦惫者，安肾汤主之。（44）

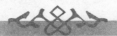

安肾汤方 辛甘温法

鹿茸三钱　　　胡芦巴三钱　　　补骨脂三钱　　　韭子一钱
大茴香二钱　　附子二钱　　　　苍术二钱　　　　茯苓三钱
菟丝子三钱
　　水八杯，煮取三杯，分三次服。大便溏者，加赤石脂。久病恶汤者，可用贰拾分作丸。

温病条辨

中医四部经典大字版（第二版）

湿久伤阳，痿弱不振，肢体麻痹，痔疮下血，术附姜苓汤主之。（45）

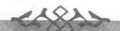

术附姜苓汤方 辛温苦淡法

生白术五钱　　　附子三钱　　　干姜三钱　　　茯苓五钱

水五杯，煮取二杯，日再服。

先便后血，小肠寒湿，黄土汤主之。（46）

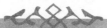

黄土汤方 甘苦合用刚柔互济法

甘草三两　　　干地黄三两　　　白术三两　　　附子三两，炮

阿胶三两　　　黄芩三两　　　灶中黄土半斤

水八升，煮取二升，分温二服（分量服法，悉录古方，未敢增减，用者自行斟酌可也）。

秋湿内伏，冬寒外加，脉紧无汗，恶寒身痛，喘咳稀痰，胸满，舌白滑，恶水不欲饮，甚则倚息不得卧，腹中微胀，小青龙汤主之；脉数有汗，小青龙去麻、辛主之；大汗出者，倍桂枝，减干姜，加麻黄根。（47）

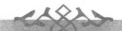

小青龙汤方 辛甘复酸法

麻黄三钱，去节　甘草三钱，炙　桂枝五钱，去皮　芍药三钱

五味二钱　　　干姜三钱　　　半夏五钱　　　细辛二钱

水八碗，先煮麻黄，减一碗许，去上沫，内诸药，煮取三碗，去滓，温服一碗。得效，缓后服；不知，再服。

喘咳息促，吐稀涎，脉洪数，右大于左，喉哑，是为热饮，麻杏石甘汤主之。（48）

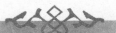

麻杏石甘汤方 辛凉甘淡法

麻黄三钱，去节　　　　　　　杏仁三钱，去皮尖，碾细

石膏三钱，碾　　　　　　　　甘草二钱，炙

水八杯，先煮麻黄，减二杯，去沫，内诸药，煮取三杯，先服一杯，以喉亮为度。

支饮不得息，葶苈大枣泻肺汤主之。（49）

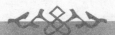

葶苈大枣泻肺汤 苦辛甘法

苦葶苈三钱，炒香，碾细　　　　　大枣五枚，去核

水五杯，煮成二杯，分二次服。得效，减其制；不效，再作服，衰其大半而止。

饮家反渴，必重用辛。上焦加干姜、桂枝；中焦加枳实、橘皮；下焦加附子、生姜。（50）

饮家阴吹，脉弦而迟，不得固执《金匮》法，当反用之，橘半桂苓枳姜汤主之。（51）

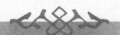

橘半桂苓枳姜汤 苦辛淡法

半夏二两　　小枳实一两　　橘皮六钱　　　　桂枝一两

茯苓块六钱　　生姜六钱

温病条辨

中医四部经典大字版（第二版）

甘澜水十碗，煮成四碗，分四次，日三夜一服，以愈为度。愈后以温中补脾，使饮不聚为要。其下焦虚寒者，温下焦。肥人用温燥法，瘦人用温平法。

暴感寒湿成疝，寒热往来，脉弦反数，舌白滑或无苔，不渴，当脐痛，或胁下痛，椒桂汤主之。（52）

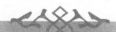

椒桂汤方苦辛通法

川椒六钱，炒黑　　桂枝六钱　　良姜三钱　　　　柴胡六钱

小茴香四钱　　广皮三钱　　吴茱萸四钱，泡淡　　青皮三钱

急流水八碗，煮成三碗，温服一碗，覆被令微汗佳；不汗，服第二碗，接饮生姜汤促之；得汗，次早服第三碗，不必覆被再令汗。

寒疝，脉弦紧，胁下偏痛，发热，大黄附子汤主之。（53）

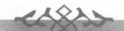

大黄附子汤方苦辛温下法

大黄五钱　　　　熟附子五钱　　细辛三钱

水五杯，煮取两杯，分温二服。

寒疝，少腹或脐旁，下引睾丸，或掣胁，下掣腰，痛不可忍者，天台乌药散主之。（54）

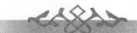

天台乌药散方苦辛热急通法

乌药五钱　　　木香五钱　　　小茴香五钱，炒黑　　良姜五钱，炒

青皮五钱　　　川楝子十枚　　巴豆七十二粒　　　槟榔五钱

先以巴豆微打破，加麸数合，炒川楝子，以巴豆黑透为度，去巴豆、麸子不用，但以川楝同前药为极细末，黄酒和服一钱，不能饮者，姜汤代之。重者日再服，痛不可忍者，日三服。

湿　温（附疟、痢）

湿温久羁，三焦弥漫，神昏窍阻，少腹硬满，大便不下，宣清导浊汤主之。（55）

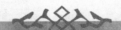

宣清导浊汤 苦辛淡法

猪苓五钱　　　茯苓五钱　　　寒水石六钱　　　晚蚕沙四钱
皂荚子三钱，去皮

水五杯，煮成两杯，分二次服，以大便通快为度。

湿凝气阻，三焦俱闭，二便不通，半硫丸主之。（56）

半硫丸 酸辛温法

石硫黄　　　半夏制

上二味，各等分为细末，蒸饼为丸梧子大，每服一、二钱，白开水送下。

浊湿久留，下注于肛，气闭，肛门坠痛，胃不喜食，舌苔腐白，术附汤主之。（57）

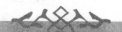

术附汤方苦辛温法

生茅术五钱　　人参二钱　　　厚朴三钱　　生附子三钱
炮姜三钱　　　广皮三钱

　　水五杯，煮成两杯，先服一杯，约三时，再服一杯，以肛痛愈为度。

疟邪久羁，因疟成劳，谓之劳疟；络虚而痛，阳虚而胀，胁有疟母，邪留正伤，加味异功汤主之。（58）

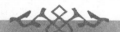

加味异功汤方辛甘温阳法

人参三钱　　　当归一钱五分　　肉桂一钱五分　　炙甘草二钱
茯苓三钱　　　于术三钱，炒焦　　生姜三钱　　　大枣二枚，去核
广皮二钱

　　水五杯，煮成两杯，渣再煮一杯，分三次服。

疟久不解，胁下成块，谓之疟母，鳖甲煎丸主之。（59）

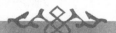

鳖甲煎丸方

鳖甲十二分，炙　乌扇三分，烧　　黄芩三分　　　柴胡六分
鼠妇三分，熬　　干姜三分　　　大黄三分　　　芍药五分
桂枝三分　　　葶苈一分，熬　　石韦三分，去毛　厚朴三分

牡丹皮五分	瞿麦二分	紫葳三分	半夏一分
人参一分	䗪虫五分，熬	阿胶三分，炒	蜂窝四分，炙
赤硝十二分	蜣螂六分，熬	桃仁二分	

上二十三味，为细末。取煅灶下灰一斗，清酒一斛五斗，浸灰，侯酒尽一半，著鳖甲于中，煮令泛烂如胶漆，绞取汁，内诸药煎为丸，如梧子大。空心服七丸，日三服。

[方论]

此辛苦通降，咸走络法。鳖甲煎丸者，君鳖甲而以煎成丸也，与他丸法迥异，故曰煎丸。方以鳖甲为君者，以鳖甲守神入里，专入肝经血分，能消癥瘕，领带四虫，深入脏络，飞者升，走者降，飞者兼走络中气分，走者纯走络中血分。助以桃仁、丹皮、紫葳之破满行血，副以葶苈、石韦、瞿麦之行气渗湿，臣以小柴胡、桂枝二汤，总去三阳经未结之邪；大承气急驱入腑已结之渣滓；佐以人参、干姜、阿胶，护养鼓荡气血之正，俾邪无容留之地，而深入脏络之病根拔矣。按小柴胡汤中有甘草，大承气汤中有枳实，仲景之所以去甘草，畏其太缓，凡走络药，不须守法；去枳实，畏其太急而直走肠胃，亦非络药所宜也。

太阴三疟，腹胀不渴，呕水，温脾汤主之。（60）

温脾汤方 苦辛温里法

草果二钱	桂枝三钱	生姜五钱	茯苓五钱
蜀漆三钱，炒	厚朴三钱		

水五杯，煮取两杯，分二次温服。

少阴三疟，久而不愈，形寒嗜卧，舌淡脉微，发时不渴，气血两虚，扶阳汤主之。(61)

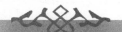

扶阳汤 辛甘温阳法

鹿茸五钱，生锉末，先用黄酒煎得	熟附子三钱	人参二钱
粗桂枝三钱	当归二钱	蜀漆三钱，炒黑

水八杯，加入鹿茸，酒煎成三小杯，日三服。

厥阴三疟，日久不已，劳则发热，或有痞结，气逆欲呕，减味乌梅丸法主之。(62)

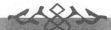

减味乌梅丸法 酸苦为阴，辛甘为阳复法

半夏	黄连	干姜	吴萸	茯苓
桂枝	白芍	川椒炒黑	乌梅	

酒客久痢，饮食不减，茵陈白芷汤主之。(63)

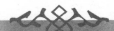

茵陈白芷汤方 苦辛淡法

绵茵陈	白芷	北秦皮	茯苓皮	黄柏	藿香

老年久痢，脾阳受伤，食滑便溏，肾阳亦衰，双补汤主之。(64)

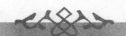

双补汤方复方也，法见注中

| 人参 | 山药 | 茯苓 | 莲子 | 芡实 | 补骨脂 |
| 苁蓉 | 萸肉 | 五味子 | 巴戟天 | 菟丝子 | 覆盆子 |

久痢，小便不通，厌食欲呕，加减理阴煎主之。（65）

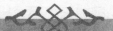

加减理阴煎方辛淡为阳，酸甘化阴复法。凡复法，皆久病未可以一法了事者

| 熟地 | 白芍 | 附子 | 五味 | 炮姜 | 茯苓 |

久痢带瘀血，肛中气坠，腹中不痛，断下渗湿汤主之。（66）

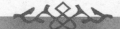

断下渗湿汤方苦辛淡法

樗根皮一两，炒黑	生茅术一钱	生黄柏一钱
地榆一钱五分，炒黑	楂肉三钱，炒黑	银花一钱五分，炒黑
赤苓三钱	猪苓一钱五分	

水八杯，煮成三杯，分三次服。

下痢无度，脉微细，肢厥，不进食，桃花汤主之。（67）

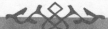

桃花汤方法见温热下焦篇

久痢，阴伤气陷，肛坠尻酸，地黄余粮汤主之。（68）

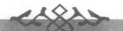

地黄余粮汤方 酸甘兼涩法

熟地黄	禹余粮	五味子

久痢伤肾，下焦不固，肠腻滑下，纳谷运迟，三神丸主之。（69）

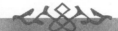

三神丸方 酸甘辛温兼涩法，亦复方也

五味子	补骨脂	肉果去净油

久痢伤阴，口渴舌干，微热微咳，人参乌梅汤主之。（70）

人参乌梅汤 酸甘化阴法

人参	莲子炒	炙甘草	乌梅	木瓜	山药

痢久阴阳两伤，少腹肛坠，腰胯脊髀酸痛，由脏腑伤及奇经，参茸汤主之。（71）

参茸汤 辛甘温法

人参	鹿茸	附子	当归炒	茴香炒	菟丝子	杜仲

久痢伤及厥阴，上犯阳明，气上撞心，饥不欲食，干呕腹痛，乌梅丸主之。（72）

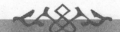

乌梅丸方酸甘辛苦复法。酸甘化阴，辛苦通降，又辛甘为阳，酸苦为阴

乌梅　　　细辛　　　干姜　　　黄连　　　当归　　　附子

蜀椒炒焦，去汗　　　桂枝　　　人参　　　黄柏

此乌梅丸本方也。独无论者，以前贤名注林立，兹不再赘。分量制法，悉载《伤寒论》中。

休息痢经年不愈，下焦阴阳皆虚，不能收摄，少腹气结，有似癥瘕，参芍汤主之。（73）

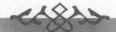

参芍汤方辛甘为阳酸甘化阴复法

人参　　白芍　　附子　　茯苓　　炙甘草　　五味子

噤口痢，热气上冲，肠中逆阻似闭，腹痛在下尤甚者，白头翁汤主之。（74）

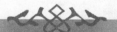

白头翁汤方注见前

噤口痢，左脉细数，右手脉弦，干呕腹痛，里急后重，积下不爽，加减泻心汤主之。（75）

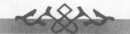

加减泻心汤方苦辛寒法

川连　　黄芩　　干姜　　银花　　楂炭　　白芍　　木香汁

中医四部经典大字版（第二版）

噤口痢，呕恶不饥，积少痛缓，形衰脉弦，舌白不渴，加味参苓白术散主之。（76）

加味参苓白术散方 本方甘淡微苦法，加则辛甘化阳，芳香悦脾，微辛以通，微苦以降也

人参二钱　　　白术一钱五分，炒焦　　茯苓一钱五分　　扁豆二钱，炒

薏仁一钱五分　桔梗一钱　　　　　　砂仁七分，炒　　炮姜一钱

肉豆蔻一钱　　炙甘草五分

共为极细末，每服一钱五分，香粳米汤调服，日二次。

［方论］

参苓白术散原方，兼治脾胃，而以胃为主者也。其功但止土虚无邪之泄泻而已。此方则通宣三焦，提上焦，涩下焦，而以醒中焦为要者也。参、苓、白术，加炙草，则成四君矣。按四君以参、苓为胃中通药，胃者腑也，腑以通为补也；白术、炙草为脾经守药，脾者脏也，脏以守为补也。茯苓淡渗，下达膀胱，为通中之通；人参甘苦，益肺胃之气，为通中之守；白术苦能渗湿，为守中之通；甘草纯甘，不兼他味，又为守中之守也。合四君为脾胃两补之方。加扁豆、薏仁以补肺胃之体，炮姜以补脾肾之用，桔梗从上焦开提清气，砂仁、肉蔻从下焦固涩浊气，二物皆芳香，能涩滑脱，而又能通下焦之郁滞，兼醒脾阳也。为末，取其留中也；引以香粳米，亦以其芳香悦土，以胃所喜为补也。上下斡旋，无非冀胃气渐醒，可以转危为安也。

噤口痢，胃关不开，由于肾关不开者，肉苁蓉汤主之。（77）

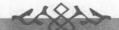

肉苁蓉汤 辛甘法

肉苁蓉 一两，泡淡　　附子 二钱　　人参 二钱　　干姜炭 二钱

当归 二钱　　　　　白芍 三钱，肉桂汤浸，炒

　　水八杯，煮取三杯，分三次缓缓服。胃稍开，再作服。

秋　燥

　　燥久伤及肝肾之阴，上盛下虚，昼凉夜热，或干咳，或不咳，甚则痉厥者，三甲复脉汤主之，定风珠亦主之，专翁大生膏亦主之。（78）

三甲复脉汤、定风珠 并见前

专翁大生膏 酸甘咸法

人参 二斤，无力者以制洋参代之		茯苓 二斤	龟板 一斤，另熬胶
乌骨鸡 一对	鳖甲 一斤，另熬胶	牡蛎 一斤	鲍鱼 二斤
海参 二斤	白芍 二斤	五味子 半斤	黄肉 半斤
羊腰子 八对	猪脊髓 一斤	鸡子黄 二十圆	阿胶 二斤
莲子 二斤	芡实 三斤	熟地黄 三斤	沙苑蒺藜 一斤
白蜜 一斤	枸杞子 一斤，炒黑		

温病条辨

中医四部经典大字版（第二版）

上药分四铜锅，以有情归有情者二，无情归无情者二，文火细炼三昼夜，去渣，再熬六昼夜，陆续合为一锅，煎炼成膏，末下三胶，合蜜和匀，以方中有粉无汁之茯苓、白芍、莲子、芡实为细末，合膏为丸。每服二钱，渐加至三钱，日三服，约一日一两，期年为度。每殒胎必三月，肝虚而热者，加天冬一斤，桑寄生一斤，同熬膏，再加鹿茸二十四两为末。